医学化学实验
（第二版）

主　编　冯　春　张琼瑶

副主编　陈小保　张爱女　校　伟　罗　伦

参　编　郑爱华　胡扬根　徐　靖　王红梅

　　　　曾小华　樊　靓　高海涛　黄丽英

　　　　金　尧

华中科技大学出版社

中国·武汉

内 容 提 要

本书共分为五个部分,包括:①实验总则;②实验常用仪器及操作;③实验数据记录和实验报告的撰写;④实验内容,列入了 43 个实验,涉及基础化学和有机化学的基本原理、有机化合物的性质验证和具有代表性的典型反应;⑤附录,提供了常用的数据表及与常用试剂配制有关的知识。

本书可作为医药院校临床医学、麻醉学、医学影像学、口腔医学、护理学、康复治疗学、全科医学等本科专业的医学化学课程的配套实验教材,也可供医学、药学类专业高职高专学生选用。

图书在版编目(CIP)数据

医学化学实验/冯春,张琼瑶主编. —2 版. —武汉:华中科技大学出版社,2018.8(2020.8重印)
ISBN 978-7-5680-4551-3

Ⅰ.①医⋯ Ⅱ.①冯⋯ ②张⋯ Ⅲ.①医用化学-化学实验-医学院校-教材 Ⅳ.①R313-33

中国版本图书馆 CIP 数据核字(2018)第 191952 号

医学化学实验(第二版)   冯 春 张琼瑶 主编
Yixue Huaxue Shiyan(Di-er Ban)

策划编辑:王新华
责任编辑:王新华
封面设计:潘 群
责任校对:刘 竣
责任监印:周治超
出版发行:华中科技大学出版社(中国·武汉)   电话:(027)81321913
　　　　　武汉市东湖新技术开发区华工科技园   邮编:430223
录　排:华中科技大学惠友文印中心
印　刷:武汉科源印刷设计有限公司
开　本:710mm×1000mm 1/16
印　张:10.75
字　数:212 千字
版　次:2020 年 8 月第 2 版第 2 次印刷
定　价:28.00 元

前　言

医学化学实验是医学各专业的必修课程,具有较强的实践性,一般是在学生入学后第一学期开设,是培养学生严谨的学习态度、良好的实验作风、过硬的实验技能与专业素质的基础性实践环节。

本书是针对医药院校临床医学、麻醉学、医学影像学、口腔医学、护理学、康复治疗学、全科医学等本科专业开设的医学化学课程的配套实验教材,由湖北医药学院化学教研室和华中农业大学有机化学教研室合作完成。

全书共分五个部分。第一、二、三部分主要介绍医学化学实验的总则、实验常用仪器及操作、实验数据记录和实验报告的撰写。理论叙述尽量简明实用,注重实验操作方法的讨论,并强调安全操作在实验室工作中的重要性。

第四部分为实验内容,共设计了 43 个实验,实验一到实验十七为基础化学实验,实验十八至实验四十一为有机化学实验,实验四十二及实验四十三为设计性实验。在编写该部分时,全面考虑医学各专业的培养目标,注重培养学生的创新精神和分析问题、解决问题的能力,注重学生基本操作技能的提高。在实验内容的选择上,集中训练基本操作技术,以提高教学效率,确保学生能牢固掌握基本实验技能;在保证教学质量的前提下,摈弃了一些陈旧的、低层次重复的实验内容,精选了一些必要的经典实验,增加了一些综合性实验和设计性实验,以拓宽学生的视野。书中还编入了一些与学生实际生活较接近的实验项目,如从茶叶中提取咖啡因、乙酰水杨酸(阿司匹林)的合成等,使医学类专业的学生对化学实验也能产生浓厚的兴趣,这是本书的亮点之一。

第五部分为附录,提供了常用的数据表及与常用试剂配制有关的知识。

书中第一、二、三部分由徐靖、冯春、张琼瑶编写,基础化学实验部分由郑爱华、陈小保、张爱女、校伟、罗伦编写,有机化学实验部分由胡扬根、王红梅、樊靓、曾小华编写,附录由高海涛、金尧、黄丽英编写。华中农业大学徐胜臻、曹敏慧老师对全书进行了复核并给出了宝贵意见。

华中科技大学出版社的编辑们对本书的编写给予了热情的指导和鼓励,在此一并向他们表示衷心的感谢。

本书参考了兄弟院校某些实验内容,谨表谢意。

由于编者水平有限,书中难免会有不足之处,诚请各位同行专家、教师和学生给予批评指正。

编　者

目　　录

第一部分
实 验 总 则

一、实验室规则

(1) 实验前必须认真预习,明确实验的目的和要求,弄清与实验有关的基本原理、操作步骤、方法以及安全注意事项,做到心中有数,有计划地进行实验。

(2) 进入实验室必须穿工作服。在实验过程中应保持安静,做到认真操作,细致观察,积极思考,并及时、如实记录实验现象和实验数据。

(3) 爱护国家财产,小心使用仪器和设备,节约药品和水、电。

(4) 实验台上的仪器应整齐地放在一定的位置,并保持台面的整洁。不得将废纸、火柴梗、破损玻璃仪器等丢入水槽,以免堵塞下水道。

(5) 使用精密仪器时,必须严格按照操作规程进行操作。如发现仪器有异常,应立即停止使用并报告指导教师,及时排除故障。

(6) 做完实验后,应将所用仪器洗净并放回实验柜内摆放整齐。如有损坏,必须及时登记补领。由指导教师检查并在原始记录本上签字后,方可离开实验室。

(7) 每次实验后,由学生轮流值日,负责打扫和整理实验室,并检查水、电安全及门、窗是否关紧,以保持实验室的整洁和安全。

(8) 做完实验后,应根据原始记录,联系理论知识,认真处理数据,分析问题,写出实验报告,按时交给指导教师批阅。

二、实验室安全守则及事故处理

化学实验中常常会接触到易燃、易爆、有毒、有腐蚀性的化学药品,且经常使用水、电和各种加热灯具(酒精灯、酒精喷灯和煤气灯等),有的化学反应还具有危险性。因此,在进行化学实验时,必须在思想上充分重视安全问题。实验前充分了解有关注意事项,实验过程中严格遵守操作规程,以避免事故的发生。

(一) 医学化学实验基本要求

在医学化学实验中,经常要使用易燃溶剂,如乙醚、乙醇、丙酮和苯等;易燃易爆的气体和药品,如氢气、乙炔、煤气和金属有机试剂等;有毒药品,如氰化钠、硝基苯、甲醇和某些有机磷化合物等;有腐蚀性的药品,如氯磺酸、浓硫酸、浓硝酸、浓盐酸、烧碱及溴等。这些药品若使用不当,就有可能发生着火、爆炸、烧伤、中毒等事故。此外,玻璃器皿、电器设备等使用或处理不当也会产生事故。但是,这些事故都是可以预防的。只要实验者树立安全第一的思想,认真预习和了解所做实验中用到的物品和仪器的性能、用途,可能出现的问题及预防措施,并严格执行操作规程,就能有效地维护人身和实验室的安全,确保实验的顺利进行。下列事项应引起高度重视,并予以切实执行。

(1) 实验前须做好预习,了解实验所用药品的性能及危害和注意事项。

(2) 实验开始前应检查仪器是否完整无损,装置是否正确、稳妥。蒸馏、回流和加热用仪器一定要和大气接通或在与大气相接处套一气球。

(3) 实验进行时应该经常注意仪器有无漏气、破裂,反应进行是否正常等情况。

(4) 易燃、易挥发物品,不得放在敞口容器中加热。

(5) 有可能发生危险的实验,在操作时应加置防护屏或戴防护眼镜、面具和手套等防护设备。

(6) 实验中所用药品,不得随意散失、遗弃。对反应中产生有害气体的实验,应按规定处理,以免污染环境,影响身体健康。

(7) 实验结束后要及时洗手,严禁在实验室内吸烟、饮水或进食。

(8) 将玻璃管(棒)或温度计插入塞中时,应先检查塞孔大小是否合适,然后将玻璃切口熔光,用布裹住并涂少许甘油等润滑剂后再缓缓旋转而入。握玻璃管(棒)的手应尽量靠近塞子,以防因玻璃管(棒)折断而割伤。

(9) 要熟悉安全用具(如灭火器、沙桶以及急救箱)的放置地点和使用方法,并妥加保管。安全用具及急救药品不准移作他用,或挪动存放位置。

(二) 火灾、爆炸、中毒及触电事故的预防

(1) 实验中使用的有机溶剂大多是易燃的。因此,着火是有机化学实验中容易发生的事故。防火的基本原则是使火源与溶剂尽可能离得远些,尽量不用明火直接加热。盛有易燃有机溶剂的容器不得靠近火源。数量较多的易燃有机溶剂应放在危险药品橱内,而不存放在实验室内。

回流或蒸馏液体时应放沸石,以防溶液因过热暴沸而冲出。若在加热后发现未放沸石,则应停止加热,待稍冷后再放。否则在过热溶液中放入沸石会导致液体突然沸腾,冲出瓶外而引起火灾。不要用火焰直接加热烧瓶,而应根据液体沸点高低使用石棉网、油浴、水浴或电热帽(套)。冷凝水要保持畅通,若忘记给冷凝管通水,大量蒸气来不及冷凝而逸出,也易造成火灾。在反应中添加或转移易燃有机溶剂时,应暂时熄火或远离火源。切勿用敞口容器存放、加热或蒸除有机溶剂。因事离开实验室时,一定要关闭自来水阀门和热源。

(2) 易燃有机溶剂(特别是低沸点易燃有机溶剂)在室温时即具有较大的蒸气压。空气中混杂易燃有机溶剂的蒸气达到某一极限时,遇有明火即发生燃烧爆炸。

而且有机溶剂蒸气都较空气密度大,会沿着桌面或地面飘移至较远处,或沉积在低洼处。因此,切勿将易燃有机溶剂倒入废物缸中。量取易燃有机溶剂应远离火源,最好在通风橱中进行。蒸馏易燃有机溶剂(特别是低沸点易燃有机溶剂)的装置,要防止漏气,接收器支管应与橡皮管相连,使余气通往水槽或室外。

常见易燃有机溶剂蒸气爆炸极限见表1-1。

表1-1　常用易燃有机溶剂蒸气爆炸极限

名　称	沸点/℃	闪燃点/℃	爆炸范围(体积分数)/(%)
甲醇	64.96	11	6.72～36.50
乙醇	78.50	12	3.28～18.95
乙醚	34.51	−450	1.85～36.50
丙酮	56.20	−17.5	2.55～12.80
苯	80.10	−110	1.41～7.100

(3) 使用易燃、易爆气体,如氢气、乙炔等时要保持室内空气畅通,严禁明火,并应防止一切火星的发生,如由于敲击、鞋钉摩擦、静电、马达炭刷或电器开关等所产生的火花。

易燃气体爆炸极限见表1-2。

表1-2　易燃气体爆炸极限

气　体	空气中的含量(体积分数)/(%)
氢气　　　(H_2)	4～74
一氧化碳　　(CO)	12.50～74.20
氨　　　(NH_3)	15～27
甲烷　　　(CH_4)	4.5～13.1
乙炔　　（$CH\equiv CH$）	2.5～80

(4) 煤气开关应经常检查,并保持完好。煤气灯及其橡皮管在使用时也应仔细检查。发现漏气时应立即熄灭火源,打开窗户,用肥皂水检查漏气的地方。若不能自行解决,应急告指导教师,马上抢修。

(5) 常压操作时,应使全套装置有一定的地方通向大气,切勿造成密闭体系。减压蒸馏时,要用圆底烧瓶或抽滤瓶作接收器,不可用锥形瓶,否则可能发生炸裂。加压操作时(如高压釜、封管等),要有一定的防护措施,并应经常注意釜内压力有无超过安全负荷,选用封管的玻璃厚度是否适当、管壁是否均匀。

(6) 有些有机化合物遇氧化剂时会发生猛烈爆炸或燃烧,操作时应特别小心。存放药品时,应将氯酸钾、过氧化物、浓硝酸等强氧化剂和有机药品分开存放。

(7) 开启储存有挥发性液体的瓶塞和安瓿时,必须先充分冷却,然后开启(开启安瓿时需用布包裹),开启时瓶口必须指向无人处,以免由于液体喷溅而导致伤害。如遇瓶塞不易开启时,必须注意瓶内储存物的性质,切不可贸然用火加热或乱敲瓶塞等。

(8) 有些实验可能生成有危险性的化合物,操作时需特别小心。有些类型的化合物具有爆炸性,如叠氮化物、干燥的重氮盐、硝酸酯、多硝基化合物等,使用时须严格遵守操作规程,防止蒸干溶剂或震动。有些有机化合物如醚或共轭烯烃,久置后会生成易爆炸的过氧化物,须经特殊处理后才能应用。

(9) 当使用有毒药品时,应认真操作,妥为保管,不许乱放,做到用多少,领多少。实验中所用的剧毒物质应由专人负责收发,并向使用者提出必须遵守的操作规程。实验后的有毒残渣,必须作妥善而有效的处理,不准乱丢。

(10) 有些有毒物质会渗入皮肤,因此在接触固体或液体有毒物质时,必须戴橡皮手套,操作后立即洗手。切勿让毒品沾及五官或伤口,例如氰化物沾及伤口后就随血液循环全身,严重时会造成中毒死亡事故。

(11) 在反应过程中可能生成有毒或有腐蚀性气体的实验,应在通风橱内进行。使用后的器皿应及时清洗。在使用通风橱时,当实验开始后,不要把头伸入橱内。

(12) 使用电器时,应防止人体与电器导电部分直接接触,不能用湿的手或手握湿物接触电插头。为了防止触电,装置和设备的金属外壳等都应连接地线。实验完后先切断电源,再将连接电源的插头拔下。

(三) 事故的处理和急救

1. 火灾

一旦发生火灾,应保持沉着镇静,不必惊慌失措,并立即采取各种相应措施,以减少事故损失。首先,应立即熄灭附近所有火源(关闭煤气),切断电源,并移开附近的易燃物质。少量溶剂(几毫升,周围无其他易燃物)着火时,可任其烧完。锥形瓶内溶剂着火时可用石棉网或湿布盖灭。小火可用湿布或黄沙盖灭。火较大时,应根据具体情况采用下列灭火器材。

(1) 四氯化碳灭火器:用以扑灭电器内或电器附近之火,但不能在狭小和通风不良的实验室中应用,因为四氯化碳在高温时生成剧毒的光气;此外,四氯化碳和金属钠接触时也会发生爆炸。

(2) 二氧化碳灭火器:这是有机化学实验室中常用的一种灭火器,它的钢筒内装有压缩的液态二氧化碳,使用时打开开关,二氧化碳气体即会喷出,用以扑灭有机物及电器设备的着火。使用时应注意,一手提灭火器,一手握在喷二氧化碳喇叭筒的把手上。因喷出的二氧化碳压力骤然降低,温度也骤降,手若直接握在喇叭筒上易被冻伤。

(3) 泡沫灭火器:内部分别装有含发泡剂的碳酸氢钠溶液和硫酸铝溶液,使用时将筒身颠倒,两种溶液即反应生成硫酸氢钠、氢氧化铝及大量二氧化碳。灭火器筒内压力突然增大,大量二氧化碳泡沫喷出。非大火通常不用泡沫灭火器,因后续处理较麻烦。

无论用何种灭火器,皆应从火的四周开始向中心扑灭。

油浴和有机溶剂着火时,绝对不能用水浇,因为这样反而会使火焰蔓延开来。

若衣服着火,切勿奔跑,用厚的外衣包裹使其熄灭。较严重者应躺在地上(以免火焰烧向头部)、用防火毯紧紧包住,直至火灭,或打开附近的自来水阀门用水冲淋熄灭。烧伤严重者应急送医院治疗。

2. 割伤

取出伤口中的玻璃或固体物,用蒸馏水洗后涂上红汞,用绷带扎住或敷上创可贴药膏。如为大伤口,则应先按紧主血管以防止大量出血,急送医院治疗。

3. 烫伤

轻伤涂以玉树油或鞣酸油膏,重伤涂以烫伤油膏后送医院。

4. 试剂灼伤

(1)酸灼伤:立即用大量水洗,再以 3%～5%碳酸氢钠溶液洗,最后用水洗。严重时要消毒,拭干后涂烫伤油膏。

(2)碱灼伤:立即用大量水洗,再以 1%～2%硼酸溶液洗,最后用水洗。严重时同上处理。

(3)溴灼伤:立即用大量水洗,再用乙醇擦至无溴液存在为止,然后涂上甘油或烫伤油膏。

(4)钠灼伤:可见的小块用镊子移去,其余与碱灼伤处理相同。

5. 试剂或异物溅入眼内

任何情况下都要先洗涤,急救后送医院。

(1)酸:用大量水洗,再用 1%碳酸氢钠溶液洗。

(2)碱:用大量水洗,再用 1%硼酸溶液洗。

(3)溴:用大量水洗,再用 1%碳酸氢钠溶液洗。

(4)玻璃:用镊子移去碎玻璃,或在盆中用水洗,切勿用手揉动。

6. 中毒

溅入口中尚未咽下者应立即吐出,再用大量水冲洗口腔。如已吞下,应根据毒物性质给以解毒剂,并立即送医院。

腐蚀性毒物:对于强酸,先饮大量水,然后服用氢氧化铝膏、鸡蛋白;对于强碱,也应先饮大量水,然后服用醋、酸果汁、鸡蛋白。不论酸或碱中毒皆再灌注牛奶,不要吃呕吐剂。

刺激剂及神经性毒物:先给牛奶或鸡蛋白使之立即冲淡和缓解,再用一大匙硫酸镁(约 30 g)溶于一杯水中催吐。有时也可用手指伸入喉部促使呕吐,然后立即送医院。

吸入气体中毒时,将中毒者移至室外,解开衣领及纽扣。吸入少量氯气或溴蒸气者,可用碳酸氢钠溶液漱口。

7. 急救设施

为处理事故需要,实验室应备有急救箱,内置有以下一些物品。

(1) 绷带、纱布、脱脂棉花、橡皮膏、医用镊子、剪刀等。

(2) 凡士林、创可贴、玉树油或鞣酸油膏、烫伤油膏及消毒剂等。

(3) 乙酸溶液(2%)、硼酸溶液(1%)、碳酸氢钠溶液(1%及饱和)、医用乙醇、甘油、红汞、龙胆紫等。

三、常见危险化学品的使用与保存

所谓危险物质,专指易燃、易爆和易中毒的物质。

对危险物质的注意事项如下。

(1) 必须事先充分了解所用物质的理化性质、状态,特别是易燃、易爆及中毒的危险性,否则不允许使用。

(2) 易燃、易爆物质应避免阳光照射,储存在阴凉、通风的地方,与火源和热源隔开。

(3) 毒物及剧毒物质,还需要放于专用药品橱内,加锁保存,如需使用,必须由项目负责人签字批准。

(4) 尽可能避免使用危险物质,如必须使用,一定要严格控制使用量。

(5) 在使用危险物质之前,必须预先考虑到发生事故时的防护手段,并准备好周密的应对办法。对于有火灾或爆炸性危险的实验,应准备好防护眼镜或防护面具,以及耐热防护衣及灭火器材等物品;有中毒危险时,则要准备好防护手套、防毒面具及防毒衣物。

(6) 处理有毒试剂及含有毒物的废弃物时,必须采取避免引起水质及大气污染的方法、措施。

(一) 着火性物质

1. 强氧化性物质

强氧化性物质包括氯酸盐、高氯酸盐、无机过氧化物、有机过氧化物、硝酸盐和高锰酸盐。

1) 特点

强氧化性物质因加热、撞击而分解、放出的氧气与可燃性物质发生剧烈燃烧,有时也会发生爆炸。

2）注意事项

（1）此类物质易因加热、撞击而发生爆炸，故在存放或实验时，应远离火源和热源。要保存在阴凉的地方，并避免撞击。

（2）此类物质若与还原性物质或有机物质混合，即会发生氧化放热，而引起着火。

（3）氯酸盐与强酸作用，易产生二氧化氯（ClO_2）；而高锰酸盐与强酸使用，则又会产生臭氧，有时也会发生爆炸。

（4）过氧化物与水作用，则能产生氧气（O_2）；与酸作用，又会产生过氧化氢（H_2O_2），并放出热量，有时同样会引起着火。

（5）碱金属的过氧化物均能与水发生反应，因此，在化学实验室的工作人员，必须注意此类物质的防潮存放，否则同样会发生危险。

（6）有机过氧化物，在化学反应中，能作为副产物生成，并且在有机物的存放过程中，同样也会生成。

3）防护与灭火方法

（1）凡是有爆炸危险时，必须佩戴防护眼镜或防护面具。

（2）凡由碱金属或是过氧化物引起着火时，不宜使用水来扑灭。要用二氧化碳或是沙子扑灭。

2. 强酸性物质

强酸性物质包括浓硝酸、浓硫酸、氯磺酸、铬酐（三氧化铬）等物质。

1）特点

若与有机物或还原性物质混合，即会发生作用而放热，有时会着火。

2）注意事项

（1）强酸性物质若与有机物或是还原性等物质混合，往往会发热而着火。注意：千万不要使用破裂的容器盛放，并要将它们存放在阴凉的地方。

（2）在加热铬酐时，如果加热温度超过铬酐的熔点，它即会分解，放出氧气而引起着火。

（3）当酸类物质洒出时，要用碳酸氢钠或纯碱将其覆盖，然后用大量水冲洗。

3）防护与灭火方法

（1）加热此类物质时，要戴好防护眼镜、防护手套。

（2）对于强酸性物质引起的火灾，可用大量水喷洒来进行灭火。

3. 低温着火性物质

此类物质有 P（黄磷、红磷）、P_4S_3、P_2S_5、P_4S_7、S（硫黄）、金属粉（Mg、Al、Zn等）、金属条（镁条）等。

1）特点

在较低温度下着火而迅速燃烧。

2）注意事项

（1）因为此类物质着火点较低，所以一受热就会着火。存放时，一定要远离火源和热源。要将它们保存在阴凉的地方。

（2）此类物质若与氧化性物质混合，即会着火。

（3）白磷(黄磷)在空气中就能着火，故要将它保存在水中，并避免阳光直射。

（4）硫黄粉末吸潮会发热，从而引起燃烧。

（5）金属粉末若在空气中加热会剧烈燃烧，并且与酸、碱物质作用时产生氢气，从而有着火的危险。

3）防护与灭火方法

（1）处理量大时，一定要戴防护眼镜(或防护面具)和防护手套。

（2）由此类物质引起火灾时，一般用水灭火较好，也可用二氧化碳灭火器灭火。

（3）大量金属粉末引起着火时，最好使用沙子或干粉灭火器灭火。

4. 自燃性物质

自燃性物质包括有机金属化合物和还原性金属催化剂(Pt、Pd、Ni)等。

1）特点

在室温下，一旦接触空气即着火燃烧。自燃性物质主要为研究用的特殊物质。

2）注意事项

（1）这类物质一接触空气就会着火。因此，初次使用时，必须请有经验的专业人员进行指导。

（2）将有机金属化合物在溶剂中稀释成的物质，若其飞溅出来，就会着火。因此，一定要密封保管。并且，不要将可燃性物质放置于其附近。

3）防护与灭火方法

（1）处理毒性较大的自燃性物质时，一定要戴防毒面具和橡皮手套。

（2）因此类物质引起的火灾，常用沙子或干粉灭火器进行扑灭。但数量很少时，可以用大量喷水法灭火。

5. 禁水性物质

禁水性物质包括 Na、K、CaC_2（碳化钙）、Ca_3P_2（磷化钙）、CaO（生石灰）、$NaNH_2$（氨基钠）、$LiAlH_4$（氢化锂铝）等。

1）注意事项

（1）金属钠或钾等物质与水发生反应时，会放出氢气而引起着火、燃烧或爆炸。因此，要切成小块，放入煤油中密封保存。其碎屑也要置于煤油中。

（2）金属钠或钾等物质与卤化物发生反应时，往往会发生爆炸。

（3）碳化钙与水发生反应，产生乙炔气体，同样会引起着火、爆炸。

（4）磷化钙与水发生反应，会产生磷化氢气体（PH_3 为剧毒性气体），还会同时

产生 P_2H_4 气体，P_2H_4 会自燃而着火。

（5）金属氢化物之类物质与水（或水蒸气）作用也会着火。当将它们丢弃时，可将其分次少量投入乙酸乙酯中（不可进行相反操作）。

（6）生石灰与水作用，虽然不能着火，但能产生大量热，往往能使其他物质着火。

2）防护与灭火方法

（1）在使用这类物质时，要戴橡皮手套或用镊子操作，不宜用手直接去拿。

（2）由这类物质引起火灾时，可用干燥的沙子、食盐或纯碱把它覆盖。千万不可用水或潮湿的东西、二氧化碳灭火器来进行扑灭。

（二）易燃物质

可燃物质的危险性可以根据其燃点进行判断。燃点越低，危险性越大。但是，即使燃点较高的物质，当加热到其燃点以上的温度时也同样是危险的。因此，必须加以注意。

1. 特别易燃物质

特别易燃物质包括乙醚、二硫化碳、乙醛、戊烷、异戊烷、氧化丙烯、二乙烯醚、羰基镍、烷基铝等物质。

1）注意事项

（1）因为它们的着火温度及燃点极低，所以使用时必须熄灭周围的火源。

（2）因沸点低，爆炸浓度范围又较大，因此，要保持室内通风良好，以免其蒸气滞留在使用现场引起着火。

（3）此类物质一旦着火，爆炸范围很大，由此引起的火灾很难扑灭。

（4）当容器中储存的易燃物质减少时，往往容易着火爆炸，工作人员一定要加以注意。

2）防护与灭火方法

（1）对于有毒性的物质，要戴防毒面具和橡皮手套加以处理。

（2）由这类物质引起火灾时，应用二氧化碳和干粉灭火器扑灭。但其周围的可燃物着火时，则用水扑灭较好。

2. 一般易燃性物质

1）高度易燃性物质（闪点在 20 ℃以下）

第 1 类石油产品：石油醚、汽油、轻质汽油、挥发油、乙烷、庚烷、辛烷、戊烯、醇类（$C_1 \sim C_5$）、二甲醚、二氧杂环乙烷、乙缩醛、丙酮、甲乙酮、三聚乙醛、甲酸酯类、乙酸酯类、乙腈、吡啶、氯苯等。

2）中等易燃性物质（闪点在 20～70 ℃）

（1）第 2 类石油产品：二甲苯、苯乙烯、烯丙醇、苯甲醛、甲酸、乙酸。

（2）第 3 类石油产品：1,2,3,4-四氢化萘、乙二醇、二甘醇、乙酰乙酸乙酯、乙醇胺、硝基苯、苯胺、邻甲苯胺等。

3）注意事项

（1）高度易燃性物质，虽不特别易燃，但其易燃性仍然很高，电火花、赤热物体、烟头残火等，都会引起着火。

（2）中等易燃性物质，在加热时容易着火。用敞口容器加热时，一定要防止周围蒸气滞留不散。

4）防护与灭火方法

（1）给这类物质加热或处理量较大时，工作人员要戴上防护面具及棉纱手套。

（2）此类物质着火，一般燃烧范围较小，用二氧化碳灭火器来进行灭火。火势较大时，可用水来扑灭。

（三）爆炸性物质

爆炸有两种情况。一是物理爆炸，如蒸汽锅炉爆炸。二是化学爆炸，它可以分为两类：一类是可燃性气体或固体小颗粒与空气混合，达到其爆炸界限浓度时，着火而发生燃烧爆炸；另一类则是易于分解的物质，由于加热或撞击而分解，突然产生气体而爆炸。

1. 可燃性气体

1）种类

（1）由碳、氢两元素组成的可燃性气体。如：氢气、甲烷、乙烷、丙烷、丁烷、乙烯、丙烯、丁烯、乙炔、环丙烷、丁二烯等。

（2）由碳、氢、氧三元素组成的可燃性气体。如：乙醚、环氧乙烷、氧化丙烯、乙醛、丙烯醛等。

（3）由碳、氢、氮元素组成的可燃性气体。如：氨、甲胺、二甲胺、三甲胺、乙胺、氰化氢、丙烯腈等。

（4）由碳、氢、卤素组成的可燃性气体。如：氯甲烷、氯乙烷、氯乙烯、溴甲烷等。

（5）由碳或氢与硫元素组成的可燃性气体。如：硫化氢、二硫化碳等。

2）注意事项

（1）使用可燃性气体时，一定要打开窗户，保持室内通风良好。

（2）乙炔和环氧乙烷，由于会发生分解爆炸，因此，不可将其加热或对其进行撞击。

3）防护与灭火方法

（1）使用时，根据需要，应戴防护眼镜或防毒面具。

（2）此类物质着火时，可用通常的灭火方法进行灭火。

（3）泄漏气量大时，如果情况允许，可关掉气源、扑灭火焰、打开窗户、尽快离开现场;若情况紧急,则要立即离开现场。

2. 分解爆炸性物质

1) 等级和种类

分解爆炸性物质的危险程度,可分为下列几个等级:A 表示灵敏度大,威力大;B 表示灵敏度大,威力中;C 表示灵敏度大,威力小;A′表示灵敏度中,威力大;B′表示灵敏度中,威力中;C′表示灵敏度中,威力小。

(1) 含 N—O 键化合物。如:硝酸酯化合物(A)、硝基化合物(A′)、硝胺化合物(A′)、硝酸铵(B′)、亚硝基化合物(C′)、雷酸盐(B)。

(2) 含 N—N 键化合物。如:重氮盐(C)、重氮含氧化合物(C)、重氮亚胺化合物(C′)、重氮酸酐化物(C)、重氮氰化物(C)、重氮硫化物(C)、重氮硫醚化合物(C)、叠氮酸(B)、金属叠氮化物(B)、卤素叠氮化物(B)、有机叠氮化物(B)、有机酸叠氮化物(C′)。

(3) 含 N—Z 键化合物。如:卤化氮(C)、硫化氮(C)、金属氮化物(C)、金属亚胺化合物(C)、金属氨基化物(C)。

(4) 含 O—O 键化合物。如:烷基过氧化物(B)、二烷基过氧化物(C)、有机过氧酸(C)、酯的过氧化物(C)、二酰基过氧化物(C)、臭氧化物(B)。

(5) 含 O—Z 键化合物。如:卤素氧化物(C)、高氯酸铵(B)、高氯酸酯化合物(B)、烷基氯酸化合物(B)、氯酸铵(B′)、亚氯酸酯化合物(B′)、亚氯酸盐(C′)。

2) 注意事项

(1) 此类物质常因烟火、撞击或摩擦等外力作用而引起爆炸。因此,在运送和保存时,一定要了解其危险程度。

(2) 由于这类物质经常能作为各类反应的副产物生成,因此在实验时,很可能发生意外的爆炸事故。

(3) 当这类物质与酸、碱、金属和还原性物质接触时,同样也会发生爆炸。因此,工作人员千万不要随便将它们混合。

3) 防护与灭火方法

(1) 根据此类物爆炸而引起的延烧情况,采取相应的灭火方法。

(2) 根据需要,准备好防护眼镜或防护面具、防护手套等物品。

(四) 有毒物质

实验室中,大多数化学试剂是有毒物质。通常进行化学实验时,因为用量较少,除非严重违反使用规则,否则不会由于一般性的试剂而引起中毒事件。但是,对毒性大的物质,一旦用错,就会发生事故,甚至有生命危险。因此,在经常使用的试剂中,对其危险程度大的物质,必须严格遵守国家有关法令的规定。

1. 毒气

(1) 容许浓度在 0.11 mg/m³(空气)以下的毒气:氟气、光气、臭氧、砷化氢、磷化氢。

(2) 容许浓度在 1 mg/m³(空气)以下的毒气:氯气、肼、丙烯醛、溴蒸气。

(3) 容许浓度在 5 mg/m³(空气)以下的毒气:氟化氢、二氧化硫、氯化氢、甲醛。

(4) 容许浓度在 10 mg/m³(空气)以下的毒气:氰化氢、硫化氢、二硫化碳。

(5) 容许浓度在 50 mg/m³(空气)以下的毒气:一氧化碳、氨、环氧乙烷、溴甲烷、二氧化氮、氯丁二烯。

(6) 容许浓度在 200 mg/m³(空气)以下的毒气:氯甲烷等。

注意事项如下。

(1) 当发生上述毒气中毒时,通常出现窒息性症状。毒性大的毒气,还会腐蚀皮肤与黏膜。

(2) 当人吸入浓度较大的毒气时,很快便会失去知觉,因而往往不能逃离现场。

(3) 容许浓度较低的毒气,工作人员要特别注意。即使很微量的泄漏,也不允许。

防护方法:处理毒气时,一定要戴上防毒面具与手套。

2. 毒物

1) 无机类毒物

(1) 剧毒物:如三氧化二砷、氰化钾、氰化钠、汞、硒、砷酸、砷酸一氢盐等。

(2) 毒物:如亚硝酸盐类、过氧化氢、过氧化钠、钾、氟硅酸、氰酸盐、硝酸等。

(3) 一般性毒物:如亚砷酸盐类、铀、氯化汞、铬酸盐、五氯化磷等。

2) 有机类毒物

(1) 剧毒物:如二甲基磷酸酯、氨基硫脲、四乙基铅、左旋尼古丁等。

(2) 毒物:如丙烯腈、丙烯醛、烷基苯胺、氧丙烷、过氧化脲、甲酸、二溴乙烷等。

(3) 一般性毒物:如乙腈、烯丙醇、乙苯、乙硫醇、二氯乙烷、氯甲烷等。

注意事项如下。

(1) 有毒物质一般以三种方式进入人体:以气体或微粒从呼吸道吸入;以溶液状态从消化道进入;当操作人员直接接触这类物质时,还可被皮肤或黏膜吸收。因此,在使用有毒物质时,必须采用相应的防护措施。

(2) 在使用了腐蚀性物质后,一定要漱口、洗手、洗脸等。

(3) 凡是有毒物质,一定要装入密封容器内,贴好标签,放入专门的药品架上,并做好出纳登记。

(4) 在使用有毒物质时,一定要穿戴好防毒用品。

第二部分
实验常用仪器及操作

一、基础化学实验常用仪器及基本操作

（一）仪器的洗涤和干燥

1. 仪器的洗涤

基础化学实验经常使用各种玻璃仪器,而这些仪器是否干净,会影响到实验结果的准确性。因此,在进行实验时,必须把仪器洗涤干净。

洗涤仪器的方法应根据实验要求、污物的性质、沾污的程度和仪器的特点来选择。

1）用水洗

将玻璃仪器用水淋湿后,借助毛刷洗涤仪器。如洗涤试管时可用大小合适的试管刷在盛水的试管内转动或上下移动。但用力不要过猛,以防刷尖的铁丝将试管戳破。这样既可以使可溶性物质溶解,也可以除去灰尘,使不溶物脱落,但洗不去油污和有机物质。

2）用洗涤剂洗

常用的洗涤剂有去污粉和合成洗涤剂。用这种方法可除去油污和有机物质。

3）用铬酸洗液洗

铬酸洗液是重铬酸钾和浓硫酸的混合物。它有很强的氧化性和酸性,对油污和有机物的清除能力特别强。

仪器沾污严重或仪器口径细小（如移液管、容量瓶、滴定管等）时,可用铬酸洗液洗涤。用铬酸洗液洗涤仪器时,先往仪器（碱式滴定管应将橡皮管卸下,套上橡皮头,仪器内应尽量不带水分以免将铬酸洗液稀释）内加入少量铬酸洗液（约为仪器容量的1/5）,使仪器倾斜并慢慢转动,让其内壁全部被铬酸洗液润湿,再转动仪器使铬酸洗液在仪器内壁流动,转动几圈后,把铬酸洗液从下端倒回原瓶。然后用自来水冲洗干净,最后用蒸馏水冲洗三次。根据需要,也可用热的铬酸洗液进行洗涤,效果更好。

铬酸洗液具有很强的腐蚀性,使用时一定要注意安全,防止溅在皮肤和衣服上。

使用后的铬酸洗液应倒回原瓶,重复使用。如呈绿色,则已失效,不能继续使用。用过的铬酸洗液不能直接倒入下水道,以免污染环境。

必须指出,能用别的方法洗干净的仪器,尽量不要用铬酸洗液洗,因为 Cr(Ⅵ)具有毒性。

4)特殊污物的洗涤

当仪器壁上某些污物用上述方法仍不能去除时,可根据污物的性质,选用适当的试剂处理。如沾在器壁上的二氧化锰用浓盐酸处理;沾有硫黄时用硫化钠处理;银镜反应黏附的银可用 6 mol·L^{-1} 硝酸处理等。

仪器用自来水洗净后,还需用蒸馏水洗涤 2~3 次,洗净后的玻璃仪器应透明,不挂水珠。已经洗净的仪器,不能用布或纸擦拭,以免布或纸的纤维留在器壁上沾污仪器。

2. 仪器的干燥

1)晾干

不急用的仪器洗净后可以放置在干燥处,自然晾干。

2)吹干

洗净的仪器如需迅速干燥,可用电吹风直接吹仪器进行干燥。

3)烘干

洗净的仪器放在电烘箱内烘干,温度控制在 378 K 以下。

4)烤干

烧杯、蒸发皿等能加热的仪器可以置于石棉网上用小火烤干。

试管可以直接在酒精灯上用小火烤干,但必须使试管口倾斜向下,以免水珠倒流使试管炸裂。

5)有机溶剂干燥

带有刻度的计量仪器,不能用加热的方法进行干燥,加热会影响仪器的精密度。可以在洗净的仪器中加入一些易挥发的有机溶剂(常用的是乙醇或乙醇与丙酮体积比为 1∶1 的混合溶液),倾斜并转动仪器,使器壁上的水与有机溶剂混合,然后倒出,少量残留在仪器中的混合溶液很快挥发而使仪器干燥。

(二)酒精灯的使用

酒精灯是化学实验室最常用的加热器具,常用于加热温度不需太高的实验,其火焰温度为 673~773 K。使用酒精灯时应注意以下几点。

(1)酒精不可装得太满,一般不应超过容积的 2/3,也不能少于容积的 1/5。添加酒精时应先将酒精灯熄灭。

(2)点燃酒精灯时,切勿用已燃着的酒精灯引燃。

(3)熄灭酒精灯时,要用灯罩盖熄,不可用嘴吹。为避免灯口炸裂,盖上灯罩使火焰熄灭后,应再提起灯罩,待灯口稍冷后再盖上灯罩。

(4)酒精灯连续使用时间不能太长,以免酒精灯灼热后,使灯内酒精大量汽化而发生危险。

（三）试剂的取用

化学试剂根据杂质含量的多少，可以分为优级纯（一级，GR，绿色标签）、分析纯（二级，AR，红色标签）、化学纯（三级，CP，蓝色标签）和实验级（四级，LR，黄色标签）四种规格。根据实验的不同要求，可选用不同级别的试剂。在基础化学实验中，常用的是化学纯试剂，只有在个别实验中使用分析纯试剂。

在实验室中，固体试剂一般装在广口瓶内，液体试剂盛放在细口瓶或滴瓶内，见光易分解的试剂盛放在棕色瓶内。每个试剂瓶上都贴有标签，标明试剂的名称、浓度和配制日期。

1. 固体试剂的取用

（1）固体试剂要用干净的药匙取用。一般药匙两端分别为大、小匙，可根据用量多少选用。用过的药匙必须洗净晾干才能再使用，以免沾污试剂。

（2）取用试剂时，瓶盖要倒置在实验台上，以免污染。取用试剂后，立即盖紧瓶盖，避免盖错。

（3）取药时不要超过指定用量。多取的试剂，不能倒回原瓶，可放在指定的容器中供他人使用。

（4）有毒药品、特殊试剂要在教师指导下取用。

2. 液体试剂的取用

（1）从滴瓶中取用试剂时，先提起滴管至液面以上，再按捏胶头排去滴管内空气，然后伸入滴瓶的液体中，放松胶头吸入试剂，再提起滴管移至接收容器，按捏胶头让试剂滴入接收容器中。取用试剂时滴管必须保持垂直，不得倾斜或倒立。滴加试剂时滴管应在接收容器的上方，不得将滴管伸入接收容器中触及容器壁，以免污染（图 2-1）。滴管放回原滴瓶时不要放错。

（2）从细口瓶中取用试剂时，应将瓶塞取下，倒放在实验台面上，然后将贴有标签的一面向着手心，逐渐倾斜瓶子，瓶口紧靠接收容器的边缘或沿着洁净的玻璃棒，慢慢倾倒到所需的体积（图 2-2）。最后把瓶口剩余的一滴试剂"碰"到容器中

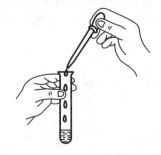
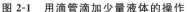
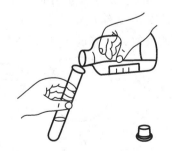

图 2-1　用滴管滴加少量液体的操作　　　　**图 2-2　从试剂瓶中倒取液体的操作**

去,以免液滴沿着瓶子外壁流下。注意不要盖错瓶盖。若用滴管从细口瓶中取用少量液体,则滴管一定要洁净、干燥。

(3) 准确量取液体试剂时,可用量筒、移液管或滴定管,多取的试剂不能倒回原瓶,可倒入指定容器。

实验室中试剂的存放,一般按照一定的次序和位置,不要随意变动。试剂取用后,应立即放回原处。

(四) 沉淀的分离和洗涤

在无机化合物的制备、混合物的分离、离子的分离和鉴定等操作中,常用到沉淀的分离和洗涤。

沉淀和溶液分离常用的方法有三种。

1. 倾析法

当沉淀的结晶颗粒较大或密度较大,静置后能很快沉降至容器底部时,可用倾析法分离和洗涤沉淀。操作时,小心地把沉淀物上部的溶液倾入另一容器中,使沉淀留在底部。如需洗涤沉淀,再加入少量洗涤剂(一般为蒸馏水),充分搅拌,静置,待沉淀沉下,倾去洗涤液。如此重复操作 2~3 次,即可把沉淀洗净。

2. 过滤法

过滤是分离沉淀最常用的方法之一。将溶液和沉淀的混合物倒入过滤器,沉淀留在过滤器上,溶液则通过过滤器而滤入容器中,过滤所得的溶液称为滤液。

溶液的温度、黏度、过滤时的压力、过滤器的孔隙大小和沉淀物的状态等,都会影响过滤的速度,实验中应综合考虑多方面因素,选择不同的过滤方法。

常用的过滤方法有常压过滤、减压过滤和热过滤三种。

1) 常压过滤

此法最为简便和常用。过滤器为贴有滤纸的漏斗。先把滤纸对折两次(若滤纸为方形,此时应剪成扇形),然后将滤纸打开成圆锥形(一边为 3 层,一边为 1 层),放入漏斗中。若滤纸与漏斗不密合,应改变滤纸折叠的角度,直到与漏斗密合为止。再把 3 层上沿的外面 2 层撕去一小角,用食指把滤纸按在漏斗内壁上(图 2-3),滤纸的边缘应略低于漏斗边缘。用少量蒸馏水润湿滤纸,赶去滤纸与漏斗壁之间的气泡。这样过滤时,漏斗颈内可充满滤液,即形成"水柱"。

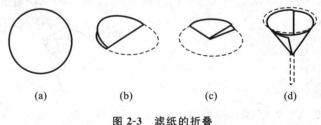

(a)　　　　(b)　　　　(c)　　　　(d)

图 2-3　滤纸的折叠

　　将漏斗放在漏斗架上，下面放接收容器(如烧杯)，使漏斗颈下端出口长的一边紧靠容器壁。将要过滤的溶液沿玻璃棒慢慢倾入漏斗中(玻璃棒下端对着 3 层滤纸处，图 2-4)，先转移溶液，后转移沉淀。每次的转移量不能超过漏斗容积的2/3。然后用少量洗涤液(蒸馏水)淋洗盛放沉淀的容器和玻璃棒，将洗涤液倾入漏斗中。如此反复淋洗几次，直至沉淀全部转移至漏斗中。

　　若需要洗涤沉淀，可用洗瓶，将流速缓慢的洗涤液沿漏斗壁从滤纸上部螺旋向下淋洗，绝对不能快速浇在沉淀上，待洗涤液流完，再进行下一次洗涤。重复操作 2～3 次，即可洗去杂质。

　　2) 减压过滤

　　减压可以加速过滤，也可把沉淀抽吸得比较干燥，但不适用于胶状沉淀和颗粒太小的沉淀的过滤。

　　减压过滤装置(图 2-5)一般由布氏漏斗、抽滤瓶、安全瓶和水泵(或油泵)组成。其原理是利用水泵(或油泵)将抽滤瓶中的空气抽出，使其减压，布氏漏斗的液面与抽滤瓶内形成压力差，从而提高过滤速度。

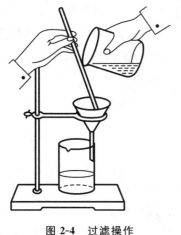

图 2-4　过滤操作

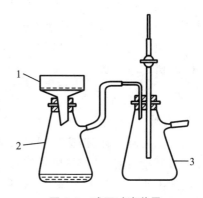

图 2-5　减压过滤装置

1—布氏漏斗；2—抽滤瓶；3—安全瓶

　　在水泵(或油泵)和抽滤瓶之间安装一个安全瓶可防止倒吸。过滤完毕时，应先拔掉抽滤瓶上的橡皮管，然后关水泵(或油泵)。

　　过滤前，先将滤纸剪成直径略小于布氏漏斗内径的圆形，平铺在布氏漏斗的瓷板上，溶液和沉淀的转移与常压过滤的操作相似。但为保证过滤效果，应垫两层滤纸。

　　洗涤沉淀时，应停止抽滤，加入少量洗涤液(蒸馏水)，让其缓缓地通过沉淀物进入抽滤瓶。最后，将沉淀抽吸、干燥。如沉淀需洗涤多次，则重复以上操作，直至达到要求为止。

3）热过滤

如果溶液中的溶质在温度下降时容易析出大量结晶，而我们又希望它在过滤过程中留在滤纸上，这时就要进行热过滤。过滤时把玻璃漏斗放在铜质的热漏斗内。热漏斗内装有热水，以维持溶液的温度。

也可以在过滤前把普通漏斗放在水浴上，用蒸汽加热，然后使用。此法简单易行。另外，热过滤时选用的漏斗的颈部保温要好，以免因散热降温析出晶体而发生堵塞。

3. 离心分离法

当被分离的沉淀的量很少时，可以应用离心分离法。实验室中常用的离心设备是电动离心机。使用时，先把要分离的混合物放在离心试管中，再把离心试管装入离心机的套管内，位置要对称，重量要平衡。如果只有一支离心管中的沉淀进行分离，则可另取一支空离心试管，盛以相等质量的水，放入对称的套管中以保持平衡。否则重量不均衡会引起振动，造成机轴磨损。

开启离心机时，应先低速，然后逐渐加速，根据沉淀的性质决定转速和离心的时间。关机后，应让离心机自己停下，绝对不可用手强制使其停止转动。

取出离心试管，以一毛细吸管，捏紧其橡皮头，插入离心试管中，插入的深度以尖端不接触沉淀物为限。然后慢慢放松橡皮头，吸出溶液，留下沉淀物。

如果沉淀物需要洗涤，则加入少量蒸馏水，充分搅拌，离心分离，用吸管吸出清液，重复洗涤 2～3 次。

（五）溶解与结晶

1. 溶解

用溶剂溶解试样时，应先把盛放试样的烧杯适当倾斜，然后把盛放溶剂的量杯嘴靠近烧杯壁，让溶剂慢慢顺着烧杯壁流入。或者让溶剂沿玻璃棒慢慢流入，以防烧杯内溶液溅出而损失。加入溶剂后，用玻璃棒搅拌，使试样溶解完全。对溶解时会产生气体的试样，应先用少量水将其润湿成糊状，用表面皿将烧杯盖好，然后用滴管将溶剂自烧杯嘴逐滴加入，以防生成的气体将粉状的试样带出。对于需要加热溶解的试样，加热时要防止溶液剧烈沸腾和溅出。加热后要用蒸馏水冲洗表面皿和烧杯内壁，冲洗时也应使水顺烧杯壁或玻璃棒流下。在整个实验过程中，盛放试样的烧杯要用表面皿盖上，以防弄破。放在烧杯内的玻璃棒不要随意取出，以免溶液损失。

2. 结晶

蒸发浓缩结晶一般在水浴上进行。若溶液太稀，可先放在石棉网上直接加热蒸发，再用水浴蒸发。常用的蒸发容器是蒸发皿。蒸发皿内所盛液体的量不应超过其容量的 2/3。随着水分的蒸发，溶液逐渐浓缩，浓缩的程度取决于溶质溶解度的大小及对晶粒大小的要求。

（六）滴定分析仪器及基本操作

1. 滴定管的一般知识

滴定管是用于滴定分析的主要器皿,它可以准确计量滴定过程中所用的滴定剂的体积。滴定管一般分为两种:一种的下端带有玻璃旋塞,可以转动,如图 2-6(a)所示,通过旋塞转动的角度,可以控制滴定剂流速。这种滴定管用来盛放酸性或氧化性滴定剂,称为酸式滴定管。酸式滴定管不能盛放碱性溶液,因为碱性溶液能腐蚀玻璃,使玻璃旋塞难以转动。盛放碱性滴定剂的滴定管,其下端用橡皮管连接,内放一玻璃珠,借以控制滴定剂流速,橡皮管下端有一根尖嘴玻璃管,这种滴定管称为碱式滴定管,如图 2-6(b)所示。

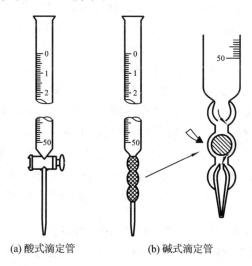

(a) 酸式滴定管　　　　　　(b) 碱式滴定管

图 2-6 滴定管

常用的滴定管容积为 25 mL 或 50 mL,最小刻度为 0.1 mL,读数可估计到 0.01 mL。此外,还有 10 mL、5 mL、2 mL、1 mL 的半微量滴定管和微量滴定管,最小刻度为 0.05 mL、0.01 mL 或 0.005 mL。除了必须使用碱性滴定管的情况外,一般尽可能选用酸式滴定管。这主要是因为碱式滴定管不如酸式滴定管容易控制,而且许多滴定剂,如高锰酸钾、碘、硝酸银等都能与橡皮起作用。因此,酸式滴定管在酸碱滴定(以酸为滴定剂)、氧化还原滴定、配位滴定和沉淀滴定中都广泛使用。

2. 滴定管的准备

1）滴定管的洗涤

洗净的滴定管放出所盛的水后,管的内壁应被水均匀润湿,不应挂有明显的水珠。洗涤步骤如下。

(1) 用洗液洗涤。被洗涤的滴定管若无明显油污,可直接用自来水冲洗。若有油污,则可用铬酸洗液洗涤。每次倒入 10～15 mL 铬酸洗液于酸式滴定管中,两手平端滴定管,边转边向管口倾斜,使铬酸洗液布满全管内壁,然后打开旋塞,将铬酸洗液放回原来盛放铬酸洗液的瓶中。若油污严重,可倒入 40～50 ℃ 热铬酸洗液至滴定管"0"刻度以上,浸泡 20～30 min,然后将铬酸洗液放回原来的瓶中。如用铬酸洗液洗涤碱式滴定管,可将滴定管倒插入铬酸洗液中,用抽气泵缓慢地抽吸铬酸洗液至淹没玻璃管为止,但不应触及橡皮管。碱式滴定管下部的橡皮管可在 NaOH 的乙醇溶液中浸泡,也可用 NaOH 的乙醇溶液代替上述操作中的铬酸洗液洗涤滴定管。

(2) 用自来水洗去洗液。如用铬酸洗液,应洗至流出液不显黄色为止。

(3) 用蒸馏水润洗三次。对于 50 mL 滴定管,每次用蒸馏水约 10 mL,两手平端滴定管,边转边向管口倾斜,使水布满全管内壁,然后将水由下端放出。

2) 旋塞涂油

使用酸式滴定管前应检查旋塞转动是否灵活,旋塞缝隙是否漏液。如不符合

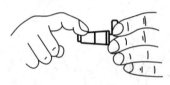

图 2-7　酸式滴定管活塞涂油

要求,应取下旋塞用吸水纸擦净旋塞和旋塞套内壁,然后如图 2-7 所示,用手指蘸少量凡士林,在旋塞两端沿圆周涂上薄薄一层,在离旋塞孔较近的两旁要少涂,以免凡士林堵塞旋塞孔。将旋塞插入旋塞套内,向一个方向转动旋塞,此时整个转动部分应透明。用小橡皮圈套在旋塞小头的槽内。

3) 查漏

在酸式滴定管内装蒸馏水于"0"刻度以上,直立约 2 min,观察旋塞缝隙是否有水渗出,然后将旋塞旋转 180°,再观察一次,无漏液现象即可。

对于碱式滴定管,应选择大小合适的玻璃珠和橡皮管,并应检查是否漏液,液滴能否灵活控制。

4) 装入滴定剂

在加入滴定剂(标准溶液或待测溶液)时,应先用此种溶液 5～10 mL 润洗滴定管,共洗三次,其操作与用蒸馏水润洗时相同,以确保装入滴定管的滴定剂浓度不变。将滴定剂装入滴定管后,应注意检查旋塞附近或橡皮管内有无气泡。如有气泡,对于酸式滴定管而言,可迅速打开旋塞,让溶液迅速冲下,以除去气泡。如为碱式滴定管,则可如图 2-8 所示,将橡皮管向上弯曲,然后捏挤玻璃珠上部,让溶液从尖嘴处喷出,使气泡随之排出。调节液面至

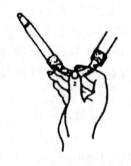

图 2-8　碱式滴定管赶出气泡

滴定管 0.00~2.00 mL 刻度之间备用。

3. 滴定管的使用和读数

1）滴定操作

进行滴定时,应用左手控制滴定管,右手握持锥形瓶。使用酸式滴定管时,如图 2-9(a)所示,左手大拇指在前,食指和中指在后,手指略微弯曲,轻轻向内扣住旋塞,无名指和小指自左向右抵住滴定管下端,手心空握。这样可以控制旋塞不至于向右松动而造成漏液。需按反时针方向转动旋塞时,可将拇指移到中指一端,拇指向下按,食指向上顶,就能控制旋塞转动到合适的角度。当拇指移到食指一端,拇指向上按,中指向上顶时,旋塞就可作顺时针方向转动。右手握持锥形瓶,边滴边摇动,向同一方向作小幅度的圆周运动,有时可在烧杯中进行滴定,见图 2-9(c)。滴定速度一般控制在每秒 3~4 滴,临近终点时,应一滴或半滴地加入,并用洗瓶吹入少量水冲洗锥形瓶内壁,使附着的溶液全部流下,然后摇动锥形瓶,滴定至终点。

使用碱式滴定管时,如图 2-9(b)所示,左手拇指在前,食指在后,捏住橡皮管中玻璃珠处,捏挤橡皮管使其与玻璃珠之间形成一条缝隙,溶液即可流出,并可通过改变捏力的大小调节流量。但注意不可使玻璃珠在橡皮管内上下移动,以免空气进入形成气泡。

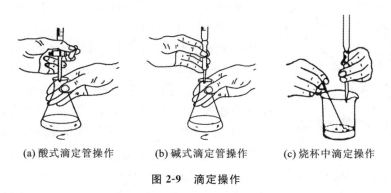

(a) 酸式滴定管操作　　　(b) 碱式滴定管操作　　　(c) 烧杯中滴定操作

图 2-9　滴定操作

2）读数

在滴定分析中滴定管的读数是十分重要的,因为读数不准,可能造成较大的误差。滴定管在注入或放出溶液后,需等待 1~2 min 才能开始读数。读数时,滴定管应保持垂直,视线应与液体在管内的弯月面处在同一水平面上,如图 2-10(a)所示。读数要估计到 0.01 mL。为了读准确,不致被折光所干扰,可用一卡片衬在滴定管后面,如图 2-10(b)所示。对于无色或浅色溶液,应读取弯月面上沿实线最低点的刻度;对于深色溶液,可读取液面最上沿的刻度。有的滴定管的后壁上有一条白底蓝线,无色溶液的液面就呈现出蓝色尖端,读数时,应观察尖端所在位置的刻度。不管使用哪种方式读数,都须注意初读数与终读数应采用同一标准。

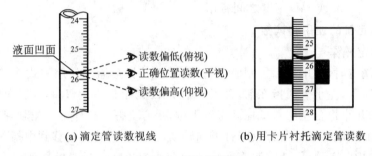

液面凹面 → 读数偏低(俯视)
→ 正确位置读数(平视)
→ 读数偏高(仰视)

(a) 滴定管读数视线　　　　　　　(b) 用卡片衬托滴定管读数

图 2-10　滴定管读数

滴定时,最好每次从"0"或接近"0"的任一刻度开始,这样可以消除因滴定管刻度不均所造成的误差。

4. 容量瓶

容量瓶是一种细颈平底的容量器,带有磨口玻璃塞或塑料塞。颈上有标线,表示在所指温度(一般为 20 ℃)下,液体加至标线时,液体的体积恰好与瓶上所注明的容积相等。容量瓶一般用于配制标准溶液、试样溶液或用于准确稀释溶液,然后与移液管或刻度吸管联用,分取其中一定比例的溶液。常用的容量瓶有 25 mL、50 mL、100 mL、250 mL、500 mL、1000 mL 等规格。必须注意:容量瓶是经过校正用于定量分析的器皿,在一般情况下,它能满足规定有效数字的要求,在使用上应与量筒有所区别。

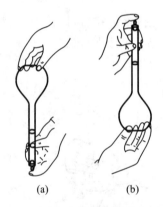

(a)　　　(b)

图 2-11　拿容量瓶的方法

(1) 查漏:使用容量瓶前应检查是否漏水,检查方法是先注入自来水至标线附近,盖好瓶塞,将瓶外水珠拭净,用左手按住瓶塞,右手手指顶住瓶底边缘,倒立 2 min,观察瓶塞周围是否有水渗出,如果不漏,将瓶正立,把瓶塞旋转约 180°再倒立过来试一次,如不漏水即可使用。其操作如图 2-11 所示。

(2) 洗涤:洗涤容量瓶的原则与洗涤滴定管的相同,也是尽可能只用自来水冲洗,必要时才用铬酸洗液浸洗。洗净的容量瓶内壁应被蒸馏水均匀润湿,不挂有水珠。

(3) 容量瓶的操作方法:配制溶液时,首先要了解溶质的溶解热。若是使用溶解热不大的液体物质配制溶液,可直接在容量瓶中配制。如系使用固体物质或溶解热较大的液体物质配制溶液,应先将溶质在烧杯中溶解后,冷却至室温,再转入容量瓶中,转移溶液的操作如图 2-12 所示,然后用少量的蒸馏水洗涤烧杯至少三次,洗出液一并转入容量瓶中,以保证溶质的定量转移,再加蒸馏水稀释至溶液体积约为容量瓶容积的 2/3 时,摇动容量瓶,使溶液初步混匀。当加水至接近标线时,可用洗瓶或干净的滴管慢慢逐滴加入,直至溶液的弯月面的最下沿与标线相切为止。盖好瓶塞,将容量瓶倒转,使瓶内气泡上升,并将溶液振荡数次,再将瓶正立过来,使气泡上升到顶。重复上述操作数次,直至溶液完全混匀。这一操作切不可草率,否则溶液混合不匀,将会带来较大的误差。

应当注意:若容量瓶摇匀前由于某些意外造成瓶内液体泼出,由于泼出的液体和残留液体的浓度不同,因此剩下液体的准确浓度无法确定,在这种情况下,剩下的液体禁止使用。

不要用容量瓶储存配好的溶液,特别是碱性溶液。配好的溶液如果需要保存,应该转移到清洁、干燥的试剂瓶中。

容量瓶不可用任何方式加热。

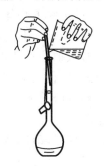

图 2-12　溶液转入容量瓶的操作

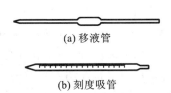

(a) 移液管

(b) 刻度吸管

图 2-13　移液管和刻度吸管

5. 移液管和刻度吸管

移液管是用于准确量取一定体积溶液的器皿,如图 2-13(a)所示,中间有一膨大的球部,球部上、下均较细窄,管上部刻有标线。常用的移液管有 5 mL、10 mL、25 mL、50 mL 等规格。刻度吸管是具有分刻度的量液器皿,如图 2-13(b)所示,常用的刻度吸管有 1 mL、2 mL、5 mL、10 mL 等规格。

使用前,移液管和刻度吸管都要洗至内壁不挂水珠为止。洗涤原则与洗涤滴定管相同。一般借用洗耳球使移液管或刻度吸管吸取铬酸洗液洗涤,也可先将它们放在高型玻璃筒内用铬酸洗液浸泡,然后取出沥尽铬酸洗液,再用自来水冲洗干净,最后用蒸馏水润洗三次。

用移液管吸取溶液之前,应先用少量被吸取的溶液润洗移液管三次,以确保被吸取溶液浓度不变。吸取溶液时,一般用右手的拇指和中指拿住管颈标线以上地方,将移液管插入溶液中的适当深度,用左手拿洗耳球吸取溶液;当液面上升到标线以上时,移开洗耳球,迅速用右手食指按住管口,然后将移液管提离液面,保持垂直,将器皿稍倾斜,让移液管下端靠在器皿内壁上,微微松开食指,同时用中指和拇指缓慢地捻动移液管(也可以不作捻动),使液面平稳下降,直至溶液的弯月面下沿与标线相切,立即用食指按紧管口,插入承接器皿中,此时,应将承接器皿稍倾斜,

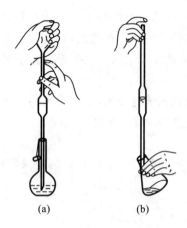

图 2-14　移液管的使用

以保持移液管垂直,并能使管的下端靠在器皿内壁上,然后松开食指,让管内溶液自然地沿壁流下,溶液流完后,等待 10～15 s,再取出移液管(见图 2-14)。对于残留在移液管末端的溶液,不可用外力使其流出,因为校正移液管时,已考虑了末端残留溶液的体积。

刻度吸管的操作方法与上述移液管操作方法基本相同。但有一种刻度吸管的分刻度一直到管口,使用这种刻度吸管时,必须把所有的溶液吹出,体积才能符合标示值。

应当注意:刻度吸管只是吸取小体积溶液时用的,如需吸取 5 mL、10 mL、25 mL 等较大体积的溶液,则应使用相应大小的移液管,就是在使用刻度吸管吸取小体积溶液时,也总是使液面从某一分刻度(通常为最高标线)落到另一分刻度,使两分刻度之间的体积刚好等于所需体积。尽可能在同一实验中使用同一刻度吸管的同一段,而且尽可能使用上面部分,不用收缩部分,以免引入较大误差。

容量器皿上常注明两种符号:一种为"E",表示"量入"容器,即溶液加至标线时,量器内溶液的体积与量器上所标明的体积相等;另一种为"A",表示"量出"容器,即溶液加至标线后,将溶液自量器中放出,所放出溶液的体积正好与量器上所标明的体积相等。

(七) 722S 型分光光度计简介

1. 仪器的工作原理

分光光度计的基本原理是根据被测物质溶液在光的照射激发下,产生对光的吸收效应,物质对光的吸收是具有选择性的,各种不同的物质都具有其各自的吸收光谱,所以当某单色光通过有色溶液时,一部分光被吸收,另一部分光则透过(图 2-15)。有色溶液对光吸收的程度与物质的浓度、

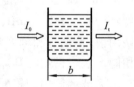

图 2-15　光的吸收示意图

液层厚度、入射光的强度有一定的比例关系,即符合朗伯-比尔定律。

$$T = \frac{I_t}{I_0}$$

$$A = -\lg T = \varepsilon b c$$

式中:T 为透光率;I_0 为入射光强度;I_t 为透射光强度;A 为吸光度;ε 为吸光系数;b 为液层厚度;c 为溶液的浓度。

由上式可知,当入射光、吸光系数和溶液的厚度不变时,吸光度只随溶液的浓

度而变化。722S 型分光光度计就是依据朗伯-比尔定律设计的。

2. 仪器的光学系统

722S 型分光光度计是用于近紫外和可见光范围内(360～800 nm)进行比色分析的一种分光光度计。其光学系统如图 2-16 所示。

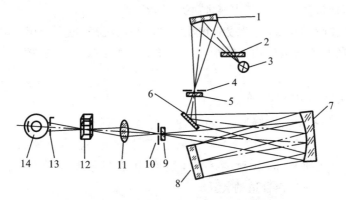

图 2-16　722S 型分光光度计的光学系统示意图
1—聚光镜;2—滤色片;3—钨灯;4—入口狭缝;5、9—保护玻璃;6—反射镜;
7—准直镜;8—光栅;10—出口狭缝;11—聚光镜;12—试样;13—光门;14—光电管

3. 722S 型分光光度计的操作步骤

(1) 预热。插上电源插头,开启电源开关,指示灯亮。打开样品盖,让样品管受光,预热 15～20 min。

(2) 选定波长。根据实验要求,通过仪器侧面的手轮,调节波长至所需单色光处,注意读数时应使视线与刻度垂直。

(3) 调节 $T=0\%$。打开样品室盖,将"模式"选项选定为"透光率 T"。按"0%"按钮,使面板上数字显示为"0.000"。若一次调节不到可多按几次"0%"按钮,直至面板上数字显示"0.000"为止。

(4) 调节 $T=100\%$。将参比溶液的比色皿放入比色皿架的第一格内(最靠近操作者的一格),待测溶液放入比色皿架的第二格。若有多个待测样品,可按浓度由低到高依次朝后放。盖上样品盖,按"100%"按钮,使面板上数字显示为"100.0"。若一次调节不到可多按几次"100%"按钮,直至面板上数字显示"100.0"为止。

(5) 吸光度的测定。将"模式"选项选定为"吸光度 A"。盖上样品盖,轻轻拉动试样架拉手,听到"咔哒"声即可停止,待读数稳定后记录下数据。重复上述操作1～2 次,记录数据,取平均值。若有多个样品需要测量,可依次拉动试样架拉手,每次"咔哒"声对应一个样品,最多可同时测量 4 个样品。每改变一次波长,都需要重新调节"0%"和"100%"。

(6) 关机。实验完毕后,切断电源,取出比色皿,洗净后放回原处。

注意:(1)为了防止光电管疲劳,不测定时必须将试样室盖打开,使光路被切断,以延长光电管的使用寿命。

(2)拿比色皿时,手指只能捏住比色皿的毛玻璃面,而不能碰比色皿的光学表面。比色皿盛装液体时应使液面介于比色皿容积的 2/3～3/4 之间,以免液体太少而影响测量,或液体太多而溅出腐蚀、污染仪器。

(3)比色皿不能用碱溶液或氧化性强的洗涤液洗涤,也不能用毛刷清洗,比色皿外壁附着的水或溶液应用擦镜纸或细而软的吸水纸吸干,不要擦拭,以免损伤它的光学表面。

(八) 电动离心机简介

离心机是根据离心沉降原理,将沉淀与溶液分离的设备。

离心机的种类很多,一般分为手摇离心机、电动离心机和高速离心机等。

常用的国产 800 型电动离心机,装有电动机和转速调节器,可在 $0 \sim 4000 \ r \cdot min^{-1}$ 之内选择合适的转速。

1. 电动离心机的基本结构

电动离心机主要由转盘、底座、机盖、离心套管、转速调节器和电动机等部件组成。

2. 电动离心机的使用方法和注意事项

(1)首次使用电动离心机时,必须先详细阅读使用说明书。注意电压是否与电动离心机输入电压一致,并接好地线,检查各转动部件,绝不可有松动现象。如接通电源后,电动离心机不转动,则应立即切断电源,排除故障后再使用。

电动离心机底座下面装有三个圆盘形的橡皮吸脚,使用时应将电动离心机放在平稳而牢固的台面上。

(2)对溶液进行离心时,首先要平衡处于对称位置上的两管溶液(连同离心套管),平衡时,分别装有水和离心溶液的两管质量相差不可大于 0.1 g,然后放在电动离心机套筒中,在电动离心机转动前,必须将机盖盖好,防止转动时离心管破裂飞溅。

(3)开动电动离心机时,应逐步增加转速调节器挡位,调节到合适的转速。停止使用时,也应逐步降低转速调节器挡位,直到"0"为止。任其自由停止转动,禁止用手或其他物件强行停止转动,否则,会使离心机轴变斜或者离心管破裂。

(4)在使用过程中,如发现冒烟、漏电以及声音不正常等现象,应立即切断电源,待查明原因并修复后,才能再使用。

(5)对溶液进行离心时,不要让离心的溶液漏入离心套管中,离心套管要经常擦洗,保持干净,不用时要放在干燥处保存备用。

(6)电动离心机使用一年后,要进行加油、清理和检修。

（九）FM-5J 简易型冰点渗透压计简介

冰点渗透压计是用热敏电阻插入被测溶液中测量此溶液的冰点,转换为电量值,经放大以后以 mOsm • kg^{-1} 为单位在仪器上显示的仪器。

在样品溶液温度下降的过程中,采用振荡器带动一根探针作弱振,使样品溶液温度均匀下降。当样品溶液温度到达冰点时,并不立即结冰,在温度下降到过冷点(约 -6 ℃)时,按"强振"键,作瞬间强振,使样品溶液释放出潜热而发生相变(液态转化为固态),并逐渐达到平衡点(即测量点)。

渗透压测定的操作方法如下。

（1）连接上冷却水的塑料管和 220 V 电源插头。

（2）打开冷却水,水流量不宜过大。

（3）接通电源(在冷却水循环之后),预热仪器 20 min,按下"调零"键,调节调零旋钮使指针指向"0",放开调零键。

（4）将 1 mL 参考溶液(300 mOsm • kg^{-1} 或 800 mOsm • kg^{-1})倒入干燥、洁净的测量试管内,用软纸轻轻擦拭测量头部的热敏电阻和振动棒,将试管放入冷槽,测量盒轻轻放入试管中,等待片刻后,可观察到表头指针缓缓地从左侧向右侧偏转,至指针指向"450"红线刻度处,按"强振"键,待指针开始向左侧偏转时,即按下"量程"键(0～600 mOsm • kg^{-1}采用量程Ⅰ键,600～1200 mOsm • kg^{-1}采用量程Ⅱ键),此时指针所指值开始由大变小,按参考溶液的渗透压数值(300 mOsm • kg^{-1} 或 800 mOsm • kg^{-1})调节量程旋钮使指针所指最小值恰是该参考溶液的准确数值。

（5）取出测量盒,放开"量程"键,用软纸擦净振动棒和测量头部的热敏电阻。

（6）待测试管中测量的参考溶液融化后,重复两次,计算其平均值。

（7）按上法测量未知样品的渗透压。

（十）pHS-3C 型酸度计简介

1. 仪器的工作原理

测定溶液的 pH 值时,通常用玻璃电极作为 pH 指示电极、饱和甘汞电极作为参比电极,和待测溶液组成原电池。

（一）玻璃电极 | 待测 pH 溶液 ‖ SCE(＋)

其中玻璃电极电位随待测溶液中 H$^+$ 的浓度(或活度)而改变,符合能斯特方程。参比电极是指电极电位已知且为定值、稳定而不受待测溶液浓度影响的电极。在整个原电池电路的电流为零的条件下测定上述原电池的电动势,求出玻璃电极的电极电位,并由能斯特方程计算出待测溶液中 H$^+$ 的浓度,再根据 H$^+$ 的浓度与 pH 值之间的关系即可得到待测溶液的 pH 值。

通常在测试的过程中将指示电极和参比电极组装在一起构成复合电极。测定 pH 值使用的复合电极通常由玻璃电极-AgCl/Ag 电极或玻璃电极-甘汞电极组合而成。电极外套将玻璃电极和参比电极包裹在一起并固定,敏感的玻璃泡则位于外套的保护栅内,参比电极的补充液由外套上端小孔加入。复合电极的优点在于使用方便,并且测定值较稳定。

测定时电池的电动势 E_x 为

$$E_x = E_{SCE} - E_{玻} = E_{SCE} - \left(K_{玻} + \frac{2.303RT}{F} \lg[H^+] \right)$$

$$= E_{SCE} - K_{玻} + \frac{2.303RT}{F} pH_x$$

由于在一定温度下 E_{SCE} 为一常数,但 $K_{玻}$ 是未知数,为了求出溶液的 pH 值必须消去 $K_{玻}$,可先将此玻璃电极和饱和甘汞电极浸入 $pH = pH_s$ 的标准缓冲溶液中:

$$(-)玻璃电极 | 标准缓冲溶液 ‖ SCE(+)$$

测其电动势 E_s,得

$$E_s = E_{SCE} - E_{玻} = E_{SCE} - K_{玻} + \frac{2.303RT}{F} pH_s$$

将上述两式合并,消去 $K_{玻}$,即得待测溶液的 pH 值:

$$pH_x = pH_s + \frac{(E_x - E_s)F}{2.303RT}$$

温度一定时,T、F 和 R 均为常数,pH_s 为已知的标准值,只要先、后两次测定电池电动势 E_s 和 E_x,即可求出溶液的 pH 值。为减少误差,应使测定 E_s 和 E_x 时的温度等条件尽量相同。由于被测溶液与标准缓冲溶液离子组成不同、电位测量误差等原因,测量的相对误差一般在 $\pm 5\%$。

在实际测量过程中,并不需要先分别测定 E_s 和 E_x,再通过公式计算待测溶液的 pH 值。而是先将复合电极插入有确定 pH 值的标准缓冲溶液中组成原电池,测定原电池的电动势并转换成 pH 值(通过操作仪器表面的"pH-mV"转换键即可完成),通过反复调整仪器的定位和校正旋钮使仪器的测量值与标准缓冲溶液的pH 值一致,这一过程称为定位(也称 pH 校正)。再用待测溶液代替标准缓冲溶液在酸度计上直接测量,仪表显示的 pH 值即为待测溶液的 pH 值。

2. 仪器示意图

酸度计的构造如图 2-17 所示。

3. 操作步骤

1) 开机前准备

开机前准备如图 2-18 所示。

(1) 将电极梗(14)插入电极梗插座(3)。

(2) 将电极夹(15)夹在电极梗(14)上。

(3) 将复合电极(16)夹在电极夹(15)上。

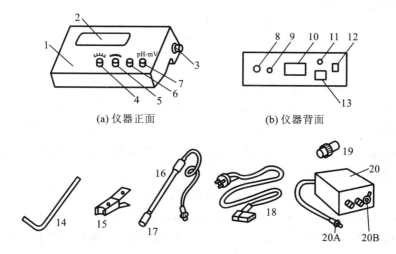

(a) 仪器正面　　　　　　　　　(b) 仪器背面

图 2-17　酸度计的构造

1—前面板；2—显示屏；3—电极梗插座；4—温度补偿调节旋钮；5—斜率补偿调节旋钮；

6—定位调节旋钮；7—选择旋钮（pH 或 mV）；8—测量电极插座；9—参比电极插座；10—铭牌；

11—保险丝；12—电源开关；13—电源插座；14—电极梗；15—电极夹；

16—E-201-C 型塑壳可充式 pH 复合电极；17—电极保护套；18—电源线；

19—Q9 短路插头；20—电极转换器；20A—转换器插头；20B—转换器插座

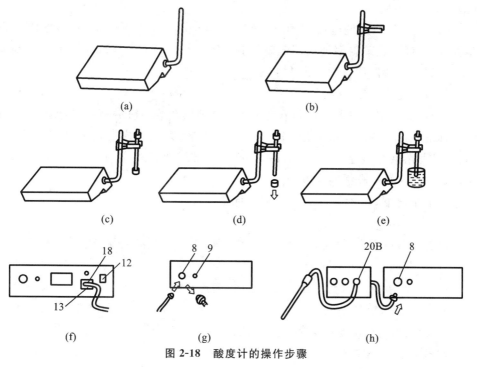

图 2-18　酸度计的操作步骤

(4) 拉下复合电极(16)前端的电极保护套(17)。

(5) 用蒸馏水清洗电极,清洗后用滤纸吸干复合电极底部的水分。

2) 开机

(1) 将电源线(18)插入电源插座(13)。

(2) 按下电源开关(12),电源接通后,预热 30 min,接着进行标定。

3) 标定

仪器使用前,先要标定。一般说来,仪器在连续使用时,每天要标定一次。

(1) 在测量电极插座(8)处拔下 Q9 短路插头(19)。

(2) 在测量电极插座(8)处插上复合电极(16)。

(3) 如不用复合电极,则在测量电极插座(8)处插上电极转换器的插头(20A);将玻璃电极插头插入转换器插座(20B)处;将参比电极插头插入参比电极插座(9)处。

(4) 把选择旋钮(7)调到 pH 档。

(5) 调节温度补偿调节旋钮(4),使旋钮白线对准溶液温度值。

(6) 把斜率补偿调节旋钮(5)顺时针旋到底(即调到 100% 位置)。

(7) 把清洗过的电极插入 pH=6.86 的标准缓冲溶液中。

(8) 调节定位调节旋钮(6),使仪器显示读数与该缓冲溶液的 pH 值相一致(如 pH=6.86)。

(9) 用蒸馏水清洗电极,再用 pH=4.00(或 pH=9.18)的标准缓冲溶液重复步骤(6)~(8),调节斜率补偿调节旋钮到 pH4.00(或 pH9.18);直至不用再调节定位或斜率补偿两调节旋钮为止。

仪器已完成标定。

注意:经标定的仪器定位调节旋钮及斜率补偿调节旋钮不应再有变动。

标准缓冲溶液第一次应用 pH=6.86 的溶液,第二次应接近被测溶液的 pH 值,如被测溶液为酸性时,应选 pH=4.00 的标准缓冲溶液;被测溶液为碱性时,则选 pH=9.18 的标准缓冲溶液。

一般情况下,在 24 h 内仪器不需再标定。

4) 测量 pH 值

经标定过的仪器,即可用来测量被测溶液,根据被测溶液与标定溶液温度相同与否,测量步骤也有所不同。

(1) 被测溶液与标定溶液温度相同时,测量步骤如下。

a. 定位调节旋钮不变。

b. 用蒸馏水清洗电极头部,用滤纸吸干。

c. 把电极浸入被测溶液中,用玻璃棒搅拌溶液,使溶液混合均匀,在显示屏上读出溶液的 pH 值。

（2）被测溶液和标定溶液温度不同时，测量步骤如下。

a. 定位调节旋钮不变。

b. 用蒸馏水清洗电极头部，用滤纸吸干。

c. 用温度计测出被测溶液的温度。

d. 调节温度补偿调节旋钮（4），使白线对准被测溶液的温度值。

e. 把电极插入被测溶液内，用玻璃棒搅拌溶液，使溶液混合均匀后，读出该溶液的 pH 值。

5）测量电极电位（mV）

（1）把适当的离子选择电极或金属电极和甘汞电极夹在电极夹上。

（2）用蒸馏水清洗电极头部，用滤纸吸干。

（3）把电极转换器插头（20A）插入仪器后部的测量电极插座内；把离子电极的插头插入转换器插座（20B）内。

（4）把甘汞电极的插头插入仪器后部的参比电极插座内。

（5）把两种电极插在被测溶液内，将溶液搅拌均匀后，即可在显示屏上读出该离子选择电极的电极电位（mV），还可自动显示极性。

当被测信号超出仪器的测量范围，或测量端开路时，显示屏会发出闪光，作超载报警。

注意：用标准缓冲溶液标定仪器时，要保证标准缓冲溶液的可靠性，不能配错缓冲溶液，否则将导致测量结果产生误差。

标准缓冲溶液用完后可按下列方法自行配制。

pH4.00 溶液：取邻苯二甲酸氢钾（优级纯）10.21 g，溶解于 1000 mL 双蒸水中。

pH6.86 溶液：取磷酸二氢钾（优级纯）8.4 g、磷酸氢二钠（优级纯）3.55 g，溶解于 1000 mL 双蒸水中。

pH9.18 溶液：取硼砂（优级纯）3.81 g，溶解于 1000 mL 双蒸水中。

4. 电极使用维护注意事项

（1）电极在测量前必须用已知 pH 值的标准缓冲溶液进行定位校准，已知 pH 值一定要准确可靠，而且愈接近被测值愈好。

（2）取下电极保护套后，应避免电极的敏感玻璃泡与硬物接触，因为任何破损都会使电极失效。

（3）测量后，及时将电极保护套套上，套内应放少量补充液以保持电极球泡的湿润。

(4) 复合电极的外参比补充液为 8 mol·L^{-1}氯化钾溶液,补充液可以从电极上端小孔加入。

(5) 电极的输出端必须保持清洁和干燥,绝对防止输出端短路,否则将导致测量失准或仪器失效。

(6) 电极应与输入阻抗较高的酸度计配套,以使其保持良好的特性。

(7) 电极避免长期浸在蒸馏水、蛋白质溶液或酸性氟化物溶液中。

(8) 电极避免与有机硅油接触。

(9) 电极经长期使用后,如发现斜率略有降低,则可把电极下端浸泡在 4% HF 溶液(氢氟酸)中 3～5 s,用蒸馏水洗净,然后在 0.1 mol·L^{-1}HCl 溶液中浸泡,使之复新。

(10) 被测溶液中如含有易污染敏感球泡或堵塞液接界的物质而使电极钝化,会出现斜率降低现象,显示读数不准。如发生该现象,则应根据污染物质的性质,用适当溶液清洗,使电极复新。

注意:pH 复合电极根据外壳材料的不同,分为玻璃电极和塑壳电极两种。若外壳材料为玻璃,选用清洗剂时只需避免使用具有碱性的清洗剂或试剂即可,玻璃外壳的电极对酸性、有机物、氧化性物质均稳定。

与玻璃电极相比,塑壳电极在实验室中更为常见,不作特殊说明时,实验室采用的 pH 复合电极均为塑壳电极,它由聚碳酸酯(PC)塑压成型。选用清洗剂时,不能用四氯化碳、三氯乙烯、四氢呋喃等溶剂,因为这些溶剂会溶解聚碳酸酯,而后污染敏感的玻璃球泡,致使电极失效。故树脂外壳的复合电极也不能在上述溶液中使用。

表 2-1 为塑壳 pH 复合电极的污染物和清洗剂的参考表。

表 2-1　塑壳 pH 复合电极的污染物和清洗剂参考表

污　染　物	清　洗　剂
无机金属氧化物	浓度低于 1 mol·L^{-1}的稀酸
有机油脂类物质	稀洗涤剂(弱碱性)
树脂高分子物质	乙醇、丙酮、乙醚
蛋白质或血细胞沉淀物	酸性酶溶液
颜料类物质	稀漂白液、过氧化氢溶液

三种标准缓冲溶液的 pH 值与温度的关系见表 2-2。

表 2-2　三种缓冲标准溶液的 pH 值与温度的关系

温度/℃	溶液 pH 值		
	邻苯二甲酸氢钾 (0.05 mol·L^{-1})	KH_2PO_4 (0.025 mol·L^{-1}) Na_2HPO_4 (0.025 mol·L^{-1})	硼砂 (0.01 mol·L^{-1})
0	4.00	6.98	9.46
5	4.00	6.95	9.39
10	4.00	6.92	9.33
15	4.00	6.90	9.27
20	4.01	6.88	9.22
25	4.01	6.86	9.18
30	4.02	6.85	9.14
35	4.03	6.84	9.10
40	4.04	6.84	9.07
45	4.05	6.83	9.04
50	4.06	6.83	9.04
55	4.08	6.84	8.99
60	4.10	6.84	8.96

二、有机化学实验常用仪器及基本操作

（一）有机化学实验常用仪器、设备和应用范围

进行有机化学实验时，所用的器具有玻璃仪器、金属用具、电学仪器及其他设备。在使用时，有的公用，有的由个人保管使用，现分别介绍如下。

1. 常用玻璃仪器

1）常用玻璃仪器的种类和使用注意事项

有机化学实验用玻璃仪器（见图 2-19 和图 2-20），按其口塞是否标准及磨口，分为标准磨口玻璃仪器及普通玻璃仪器两类。标准磨口玻璃仪器由于可以互相连接，使用时既省时方便又严密安全，将逐渐代替同类普通玻璃仪器。使用玻璃仪器，皆应轻拿轻放。容易滑动的玻璃仪器（如圆底烧瓶），不要重叠放置，以免摔破。

除试管等少数玻璃仪器外，玻璃仪器一般不能直接用火加热。锥形瓶不耐压，不能作减压用。厚壁玻璃器皿（如抽滤瓶）不耐热，故不能加热。广口容器（如烧杯）不能储存易挥发的有机溶剂。带活塞的玻璃器皿用过洗净后，应在活塞与磨口间垫上纸片，以防黏住。如已黏住，可在磨口四周涂上润滑剂或有机溶剂后用电吹风吹热风，或用水煮后再用木块轻敲塞子，使之松开。此外，温度计不能用作搅拌

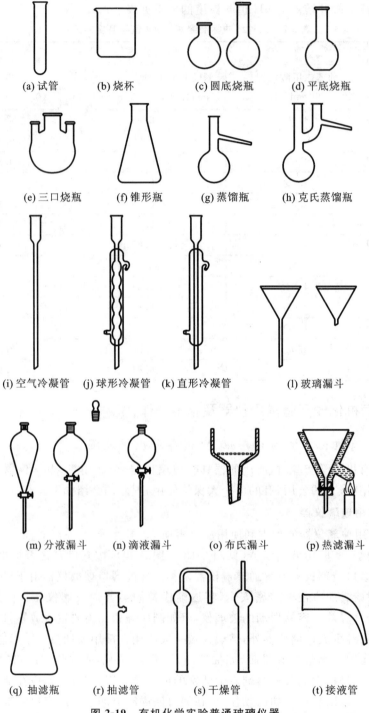

(a) 试管　　(b) 烧杯　　(c) 圆底烧瓶　　(d) 平底烧瓶

(e) 三口烧瓶　　(f) 锥形瓶　　(g) 蒸馏瓶　　(h) 克氏蒸馏瓶

(i) 空气冷凝管　(j) 球形冷凝管　(k) 直形冷凝管　　(l) 玻璃漏斗

(m) 分液漏斗　　(n) 滴液漏斗　　(o) 布氏漏斗　　(p) 热滤漏斗

(q) 抽滤瓶　　(r) 抽滤管　　(s) 干燥管　　　(t) 接液管

图 2-19　有机化学实验普通玻璃仪器

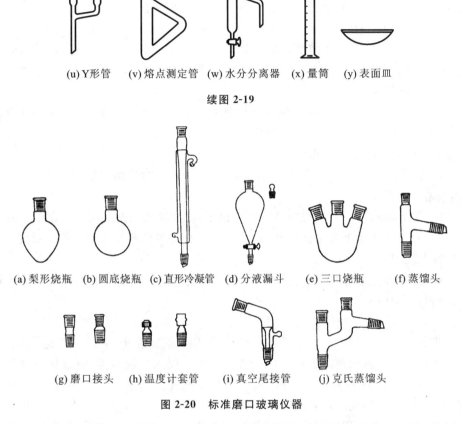

(u) Y形管　　(v) 熔点测定管　(w) 水分分离器　(x) 量筒　(y) 表面皿

续图 2-19

(a) 梨形烧瓶　(b) 圆底烧瓶　(c) 直形冷凝管　(d) 分液漏斗　(e) 三口烧瓶　(f) 蒸馏头

(g) 磨口接头　(h) 温度计套管　(i) 真空尾接管　(j) 克氏蒸馏头

图 2-20　标准磨口玻璃仪器

棒,也不能用来测量超过刻度范围的温度。温度计用后要缓慢冷却,不可立即用冷水冲洗,以免炸裂。

　　有机化学实验中最好采用标准磨口玻璃仪器(简称标准口玻璃仪器)。这种仪器可以和相同编号的标准磨口相互连接,既可免去配塞子及钻孔等工作,又能避免反应物或产物被软木塞(或橡皮塞)所沾污。标准磨口玻璃仪器口径的大小,通常用数字编号来表示,该数字是指磨口最大端直径的毫米整数。常用的有 10、14、19、24、29、34、40、50 等。有时也用两组数字来表示,另一组数字表示磨口的长度。例如 14/30,表示此磨口直径最大处为 14 mm,磨口长度为 30 mm。相同编号的磨口、磨塞可以紧密连接。当有两个玻璃仪器,因磨口编号不同无法直接连接时,则可借助不同编号的磨口接头(或称大小头),使之连接。

　　使用标准磨口玻璃仪器时,须注意以下几点。

　　(1) 磨口处必须洁净,若粘有固体杂物,会使磨口对接不严密,导致漏气。若有硬质杂物,更会损坏磨口。

（2）用后应拆卸洗净。否则若长期放置，磨口的连接处常会粘牢，难以拆开。

（3）一般用途的磨口无须涂润滑剂，以免沾污反应物或产物。若反应中有强碱，则应涂润滑剂，以免磨口连接处因碱腐蚀粘牢而无法拆开。减压蒸馏时，磨口应涂真空脂，以免漏气。

（4）安装标准磨口玻璃仪器装置时，应注意安装得正确、整齐、稳妥，使磨口连接处不受歪斜的应力，否则易将仪器折断，特别在加热时，仪器受热，应力更大。

2）分液漏斗的使用

分液漏斗是一种用来分离两种不相混溶液体的仪器。它常用于从溶液中萃取有机物或者用水、碱、酸等洗涤粗品中的杂质。

（1）使用前的准备工作。

a. 分液漏斗上口的顶塞应用小线系在漏斗上口的颈部，旋塞则用橡皮筋绑好，以避免脱落摔破。

b. 取下旋塞并用纸将旋塞及旋塞腔擦干，在旋塞孔的两侧涂上薄薄的一层凡士林，再小心塞上旋塞并来回旋转数次，使凡士林均匀分布并透明。但上口的顶塞不能涂凡士林。

c. 使用前应先用水检查顶塞、旋塞是否紧密。倒置或旋转旋塞时都必须不漏水，方可进行使用。

（2）萃取与洗涤操作。

把分液漏斗放置在固定于铁架台的铁圈（用石棉绳缠扎）上。关闭旋塞并在漏斗颈下面放一个锥形瓶或烧杯。由分液漏斗上口倒入溶液与溶剂（液体总体积应不超过漏斗容积的 2/3），然后盖紧顶塞并封闭气孔。取下分液漏斗，振摇使两层液体充分接触。振摇时，右手捏住漏斗上口颈部，并用食指根部（或手掌）顶住顶塞，以防顶塞松开。用左手大拇指、食指按住处于上方的旋塞把手，既要防止振摇时旋塞转动或脱落，又要便于灵活地旋开旋塞。漏斗颈向上倾斜 $30°\sim45°$ 角。如图 2-21 所示。

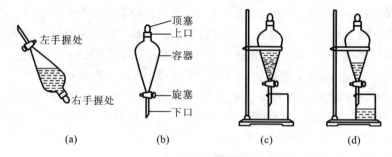

图 2-21　分液漏斗及萃取操作

用两手旋转振摇分液漏斗数秒钟后，仍保持漏斗的倾斜度，旋开旋塞，放出蒸气或发生的气体,使内、外压力平衡。当漏斗内有易挥发有机溶剂(如乙醚)或有二氧化碳气体放出时,更应及时放气并注意远离别人。放气完毕,关闭旋塞,再行振摇。如此重复 3～4 次至无明显气体放出。操作易挥发有机物时,不能用手拿球体部分。

(3) 两相液体的分离操作。

用分液漏斗进行液体分离时,必须将其放置在铁圈上静置分层;待两层液体界面清晰时,先将顶塞的凹缝与分液漏斗上口颈部的小孔对好(与大气相通),再把分液漏斗下端靠在接收瓶壁上,然后缓缓旋开旋塞,放出下层液体,放时先快后慢,当两液面界限接近旋塞时,关闭旋塞并手持漏斗颈稍加振摇,使黏附在漏斗壁上的液体下沉,再静置片刻,下层液体常略有增多,再将下层液体仔细放出,此操作可重复 2～3 次,以便把下层液体分净。当最后一滴下层液体刚刚通过旋塞孔时,关闭旋塞。待颈部液体流完后,将上层液体从上口倒出。绝不可由旋塞放出上层液体,以免被残留在漏斗颈的下层液体所沾污。

不论萃取还是洗涤,上、下两层液体都要保留至实验完毕。否则一旦中间操作失误,就无法补救和检查。

分液漏斗与碱性溶液接触后,必须用水冲洗干净。不用时,顶塞、旋塞应用薄纸条夹好,以防粘住。若已粘住,不要硬扭,可用水泡开。当分液漏斗需放入烘箱中干燥时,应先卸下顶塞与旋塞,上面的凡士林必须用纸擦净,否则凡士林在烘箱中炭化后,很难洗去。

在萃取过程中,将一定量的溶剂分作多次萃取,其效果比一次萃取要好。

2. 金属用具

有机化学实验中常用的金属用具有铁架、铁夹、铁圈、三脚架、水浴锅、镊子、剪刀、三角锉刀、圆锉刀、压塞机、打孔器、水蒸气发生器、煤气灯、不锈钢刮刀、升降台等。

3. 电学仪器及小型机电设备

1) 电吹风

实验室中使用的电吹风应可吹冷风和热风,供干燥玻璃仪器之用;宜放在干燥处,防潮、防腐蚀;定期加油润滑。

2) 电热套(或电热帽)

它是玻璃纤维包裹着电热丝织成帽状的加热器。由于它不是明火,因此在加热和蒸馏易燃有机物时,具有不易引起着火的优点,热效率也高(见图 2-22)。加热温度用调压变压器控制,最高加热温度可达 400 ℃左右。电热套是有机化学实验中一种简便、安全的加热装置。电热套的容积一般与烧瓶的容积相匹配,从 50 mL 起,各种规格均有。电热套主要是用作回流加热的热源。用它进行蒸馏或减压蒸馏时,随着蒸馏的进行,瓶内物质逐渐减少,这时使用电热套加热,就会使瓶壁过热,出现蒸馏物被烤焦的现象。若选用稍大一号的电热套,在蒸馏过程中,不断降低电热套的升降台的高度,会减少或避免烤焦现象。

3) 旋转蒸发仪

旋转蒸发仪是由电动机带动可旋转的蒸发器(圆底烧瓶)、冷凝器和接收器组成的(见图 2-23),可在常压或减压下操作,可一次进料,也可分批吸入蒸发料液。由于蒸发器的不断旋转,可免加沸石而不会暴沸。蒸发器旋转时,会使料液的蒸发面大大增加,加快了蒸发速度。因此,它是浓缩溶液、回收溶剂的理想装置。

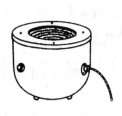

图 2-22　电热套

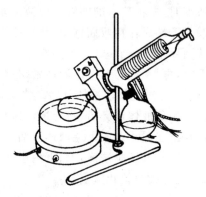

图 2-23　旋转蒸发仪

4) 调压变压器

调压变压器是调节电源电压的一种装置,常用来调节加热电炉的温度,调整电动搅拌器的转速等。使用时应注意以下几点。

(1) 电源应接到调压变压器输入端的接线柱上,输出端的接线柱与搅拌器或电炉等的导线连接,切勿接错。同时调压变压器应有良好的接地。

(2) 调节旋钮时应当均匀、缓慢,防止因剧烈摩擦而引起火花及炭刷接触点受损。当炭刷磨损较大时应予以更换。

(3) 不允许过载,以防止烧毁或缩短使用寿命。

(4) 炭刷及绕线组接触表面应保持清洁,经常用软布抹去灰尘。

(5) 使用完毕后应将旋钮调回零位,并切断电源,放在干燥通风处,不得靠近有腐蚀性的物体。

5) 电动搅拌器

电动搅拌器(或小电动机连调压变压器)在有机化学实验中作搅拌用。它一般适用于油水等溶液或固液反应中,不适用于过黏的胶状溶液。若超负荷使用,很易发热而烧毁。使用时必须接上地线。平时应注意保持清洁干燥,防潮、防腐蚀。轴承应经常加油保持润滑。

6) 磁力搅拌器

磁力搅拌器由一根以玻璃或塑料密封的软铁(称为磁棒)和一个可旋转的磁铁组成。将磁棒投入盛有欲搅拌的反应物的容器中,将容器置于内有旋转磁场的搅拌器托盘上,接通电源,内部磁铁旋转,使磁场发生变化,容器内磁棒也随之旋转,从而达到搅拌的目的。一般的磁力搅拌器(如 79-1 型磁力搅拌器)都有控制磁铁转速的旋钮及可控制温度的加热装置。

7) 烘箱

烘箱用以干燥玻璃仪器或烘干无腐蚀性、加热时不分解的物品。挥发性易燃物或刚用乙醇、丙酮淋洗过的玻璃仪器切勿放入烘箱内,以免发生爆炸。

烘箱使用方法:接上电源后,即可开启加热开关,再将控温旋钮由零位顺时针旋至一定程度(视烘箱型号而定),此时烘箱内即开始升温,红色指示灯亮。若有鼓风机,可开启鼓风机开关,使鼓风机工作。当温度升至工作温度时(由烘箱顶上温度计读数观察得知),即将控温器旋钮按逆时针方向缓慢旋回,旋至指示灯刚熄灭。指示灯明灭交替处即为恒温定点。一般干燥玻璃仪器时应先沥干,无水滴下时才放入烘箱,升温加热,将温度控制在 $100\sim120$ ℃。实验室中的烘箱是公用仪器,往烘箱里放玻璃仪器时应自上而下依次放入,以免残留的水滴流下使下层已烘热的玻璃仪器炸裂。取出烘干后的仪器时,应用干布衬手,防止烫伤。取出后不能沾水,以防炸裂。取出后的热玻璃器皿,若任其自行冷却,则器壁常会凝上水珠。可用电吹风吹入冷风助其冷却,以减少壁上凝聚的水珠。

4. 其他仪器设备

1) 台秤

在有机合成实验中,常用于称量物体质量的仪器是台秤(又称托盘天平)。台秤的最大称量值为 1000 g 或 500 g,能称准到 1 g。若用药物台秤(又称小台秤),则最大称量值为100 g,能称准到 0.1 g。这些台秤虽然最大称量值不同,但原理是相同的,它们都有一根中间有支点的杠杆,杠杆两边各装有一个秤盘(见图 2-24)。左边秤盘放置被称量物体,右边秤盘放砝码,杠杆支点处连有一指针,指针后有标尺。指针倾斜表示两盘质量不等。与杠杆平行有一根游码尺,游码尺上有一个可移动的游码。在称量前,先观察两臂是否平衡,指针是否在标尺中央。如果不在中央,可以调节两端的平衡螺丝,使指针指向标尺中央,两臂即平衡。

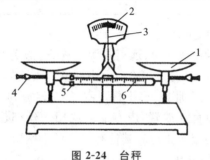

图 2-24　台秤

1—秤盘;2—标尺;3—指针;4—平衡螺丝;5—游码;6—游码尺

称量时,将被称量物体放在左盘上,在右盘上加砝码,用镊子(不要直接用手)先加大砝码,然后加较小的,加减到 10 g(小台秤为 5 g)以下的质量时,可以移动游码,直至指针在标尺中央,表示两边质量相等。右盘上砝码的质量加上游码在游码尺上所指的质量便是物体的质量。台秤用完后,应将砝码放回盒中,将游码复原至刻度"0"处。

台秤应经常保持清洁,所称物体不能直接放在盘上,而应放在清洁、干燥的表面皿、硫酸纸上或烧杯中。

2)扭力天平

在进行半微量制备时,因普通台秤的灵敏度不够,可使用扭力天平。扭力天平可准确到 0.01 g。使用前先调节底脚螺丝使天平平衡。在称量 1 g 以下物料时,可通过旋转加质量的旋钮来调节。

3)钢瓶

钢瓶又称高压气瓶,是一种在加压下储存或运送气体的容器,通常有铸钢的、低合金钢的等。氢气、氧气、氮气、空气等在钢瓶中呈压缩气状态,二氧化碳、氨、氯、石油气等在钢瓶中呈液化状态。乙炔钢瓶内装有多孔性物质(如木屑、活性炭等)和丙酮,乙炔气体在压力下溶于其中。为了防止各种钢瓶混用,全国统一规定了瓶身、横条以及标字的颜色,以资区别。现将常用的几种钢瓶的标色摘录于表 2-3 中。

表 2-3　常用几种钢瓶的标色

气体类别	瓶身颜色	横条颜色	标字颜色
氮气	黑色	棕色	黄色
空气	黑色		白色
二氧化碳	黑色		黄色
氧气	天蓝色		黑色
氢气	深绿色	红色	红色
氯气	草绿色	白色	白色
氨气	黄色		黑色

使用钢瓶时应注意以下几点。

(1)钢瓶应放置在阴凉、干燥、远离热源的地方,避免日光直射。氢气钢瓶应放在与实验室隔开的气瓶房内。实验室中应尽量少放钢瓶。

(2)搬运钢瓶时要旋上瓶帽,套上橡皮圈,轻拿轻放,防止摔碰或剧烈震动。

(3)使用钢瓶时,如直立放置,应有支架或用铁丝绑住,以免摔倒;如水平放置,应垫稳,防止滚动,还应防止油和其他有机物污染钢瓶。

(4)使用钢瓶时要用减压表,一般可燃性气体(氢、乙炔等)钢瓶气门螺纹是反向的,不燃或助燃性气体(氮、氧等)钢瓶气门螺纹是正向的。各种减压表不得混用。开启气门时应站在减压表的另一侧,以防减压表脱出伤人。

(5) 钢瓶中的气体不可用完,应留有 0.5% 表压以上的气体,以防止重新灌气时发生危险。

(6) 用可燃性气体时,一定要有防止回火的装置(有的减压表带有此种装置)。在导管中塞细铜丝网,管路中加液封可以起保护作用。

(7) 钢瓶应定期试压检验(一般钢瓶每三年检验一次)。逾期未经检验或锈蚀严重时,不得使用,漏气的钢瓶不得使用。

4) 减压表

减压表由指示钢瓶压力的总压力表、控制压力的减压阀和减压后的分压力表三部分组成。使用时应注意,把减压表与钢瓶连接好(勿猛拧)后,将减压表的减压阀旋到最松位置(即关闭状态)。然后打开钢瓶总阀门,总压力表即显示瓶内气体总压。检查各接头(用肥皂水)证实不漏气后,方可缓慢旋紧减压阀,使气体缓缓送入系统。使用完毕时,应首先关紧钢瓶总阀门,排空系统的气体,待总压力表与分压力表均指到"0"时,再旋松减压阀。如钢瓶与减压表连接部分漏气,应加垫圈使之密封,切不能用麻丝等物堵漏,特别是氧气钢瓶及减压表绝对不能涂油,这更应特别注意。

(二) 有机化学实验常用装置

为了便于查阅和比较有机化学实验中常见的基本操作,下面集中介绍回流、蒸馏、气体吸收及搅拌等操作的仪器装置。

1. 回流装置

很多有机化学反应需要在反应体系的溶剂或液体反应物的沸点附近进行,这时就要用回流装置,如图 2-25 所示。图 2-25(a)是可以隔绝潮气的回流装置。如不需要防潮,可以去掉球形冷凝管顶端的干燥管。若回流中无不易冷却物放出,还可把气球套在冷凝管上口,来隔绝潮气的渗入。图 2-25(b)为带有吸收反应中生成气体装置的回流装置,适用于回流时有水溶性气体(如氯化氢、溴化氢、二氧化硫等)产生的实验。图 2-25(c)为回流时可以同时滴加液体的装置。回流加热前应先放入沸石,根据瓶内液体的沸腾温度,可选用水浴、油浴或石棉网直接加热等方式。在条件允许的情况下,一般不采用隔石棉网直接用明火加热的方式。回流的速率应控制在液体蒸气浸润不超过两个球为宜。

2. 蒸馏装置

蒸馏是分离两种以上沸点相差较大的液体和除去有机溶剂的常用方法。图 2-26 是几种常用的蒸馏装置,可用于不同要求的场合。图 2-26(a)是最常用的蒸馏装置。由于这种装置出口处与大气相通,可能逸出馏液蒸气,当蒸馏易挥发的低沸点液体时,需将接液管的支管连上橡皮管,通向水槽或室外。支管口接上干燥管,

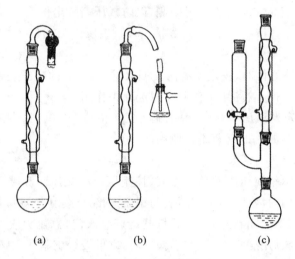

图 2-25　回流装置

可用于防潮的蒸馏。图 2-26(b)是应用空气冷凝管的蒸馏装置,常用于蒸馏沸点在 140 ℃以上的液体。此时若使用直形冷凝管,由于液体蒸气温度较高,会使冷凝管炸裂。图 2-26(c)为蒸除较大量溶剂的装置,液体可自滴液漏斗中不断地加入,既可调节滴入和蒸出的速度,又可避免使用较大的蒸馏瓶。

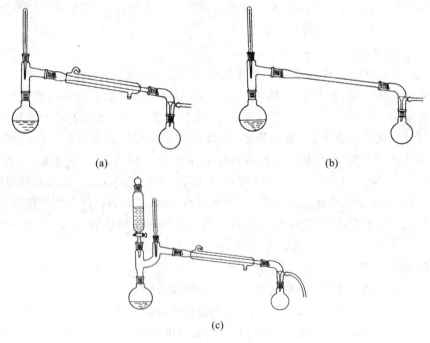

图 2-26　蒸馏装置

3. 气体吸收装置

图 2-27 为气体吸收装置,用于吸收反应过程中生成的有刺激性和水溶性的气体(例如氯化氢、二氧化硫等)。其中图 2-27(a)和图 2-27(b)可作少量气体的吸收装置。图 2-27(a)中的玻璃漏斗应略微倾斜,使漏斗口一半在水中,一半在水面上。这样,既能防止气体逸出,又可防止水被倒吸至反应瓶中。若反应过程中有大量气体生成或气体逸出很快,可使用图 2-27(c)所示的装置,水自上端流入(可利用冷凝管流出的水)抽滤瓶中,在恒定的平面上溢出。粗的玻璃管恰好伸入水面,被水封住,以防止气体逸入大气中。图中的粗玻璃管也可用 Y 形管代替。

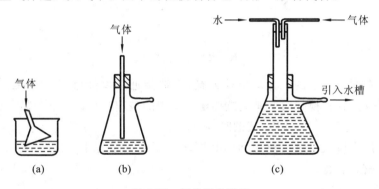

图 2-27　气体吸收装置

4. 搅拌装置

当反应在均相溶液中进行时,一般可以不要搅拌,因为加热时溶液存在一定程度的对流,从而保持液体各部分均匀受热。如果是非均相反应,或反应物之一系逐渐滴加时,为了尽可能使其迅速混合均匀,以避免因局部过浓过热而导致其他副反应发生或有机物的分解,或者反应产物是固体,如不搅拌将影响反应的顺利进行,在这些情况下均需进行搅拌操作。在许多合成实验中,若使用搅拌装置,不但可以较好地控制反应温度,同时也能缩短反应时间和提高产率。

常用的搅拌装置见图 2-28。图 2-28(a)是可同时进行搅拌、回流和自滴液漏斗加入液体的实验装置。图 2-28(b)的装置还可同时测量反应的温度。

图 2-28 中的搅拌器采用了简易密封装置,在加热回流情况下进行搅拌,此装置可避免蒸气或生成的气体直接逸至大气中。

简易密封搅拌装置制作方法(以 250 mL 三口烧瓶为例):在 250 mL 三口烧瓶的中口配置橡皮塞,打孔(孔洞必须垂直且位于橡皮塞中央),插入长 6～7 cm、内径较搅拌棒略粗的玻璃管。取一段长约 2 cm、内壁必须与搅拌棒紧密接触、弹性较好的橡皮管套于玻璃管上端。然后自玻璃管下端插入已制好的搅拌棒。这样,固定在玻璃管上端的橡皮管因与搅拌棒紧密接触而达到了密封的效果。在搅拌棒和橡皮管之间滴入少量甘油,对搅拌可起润滑和密闭作用。搅拌棒的上端用橡皮

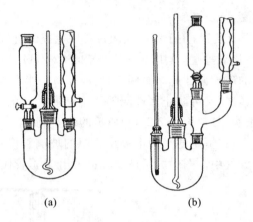

(a) 　　　　　　　　　　 (b)

图 2-28　搅拌装置

管与固定在搅拌器上的一短玻璃棒连接,下端接近三口烧瓶底部,离瓶底适当距离,不可相碰,且在搅拌时要避免搅拌棒与塞中的玻璃管相碰。这种简易密封装置在一般减压(1.33～1.6 kPa)蒸馏时也可使用。

在使用磨口仪器进行反应而密封要求又不高的情况下,可使用图 2-29(b)所示的简易密封装置。

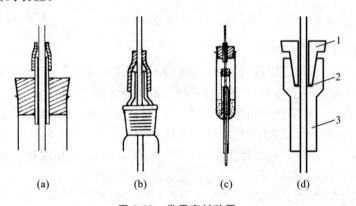

(a) 　　　　　 (b) 　　　　　 (c) 　　　　　 (d)

图 2-29　常用密封装置

1—螺旋盖;2—硅橡胶密封垫圈;3—标准口塞

另一种液封装置如图 2-29(c)所示,可用惰性液体(如液状石蜡)进行密封。

图 2-29(d)所示为由聚四氟乙烯制成的搅拌密封塞,由上面的螺旋盖、中间的硅橡胶密封垫圈和下面的标准口塞组成。使用时只需选用适当直径的搅拌棒插入标准口塞与垫圈孔中,在垫圈与搅拌棒接触处涂少许甘油润滑,旋上螺旋盖至松紧合适,并把标准口塞塞紧在烧瓶上即可。

搅拌机的轴头和搅拌棒之间还通过两节真空橡皮管和一段玻璃棒连接,这样搅拌器导管不致磨损或折断(见图 2-30)。

　　搅拌所用的搅拌棒通常由玻璃棒制成,式样很多,常用的见图 2-31。其中(a)、(b)两种可以容易地用玻璃棒弯制。(c)、(d)较难制。其优点是可以伸入狭颈的瓶中,且搅拌效果较好。(e)为筒形搅拌棒,适用于两相不混溶的体系,其优点是搅拌平稳,搅拌效果好。

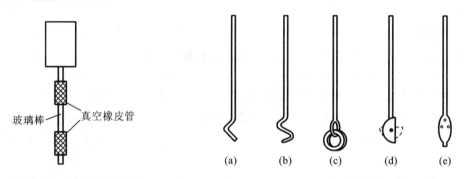

图 2-30　搅拌棒的连接　　　　　　　　　　　图 2-31　搅拌棒

　　在有些实验中还要用到磁力搅拌器。

5. 仪器装置安装方法

　　在安装有机化学实验常用的玻璃仪器装置时,一般用铁夹将仪器依次固定于铁架上。铁夹的双钳应贴有橡皮、绒布等软性物质,或缠上石棉绳、布条等。若铁钳直接夹住玻璃仪器,则容易将玻璃仪器夹坏。

　　用铁夹夹玻璃器皿时,先用左手手指将双钳夹紧,再拧紧铁夹螺丝,待夹钳手指感到螺丝触到双钳时,即可停止旋动,做到夹物不松不紧。

　　以图 2-25(a)所示的回流装置为例,装置仪器时先根据热源高低(一般以三脚架高低为准)用铁夹夹住圆底烧瓶瓶颈,垂直固定于铁架上。铁架应正对实验台外面,不要歪斜。若铁架歪斜,重心不一致,可能导致装置不稳。然后将球形冷凝管下端正对烧瓶口用铁夹垂直固定于烧瓶上方,再放松铁夹,将冷凝管放下,使磨口塞塞紧后,将铁夹稍旋紧,固定好冷凝管,使铁夹位于冷凝管中部偏上一些。用合适的橡皮管连接冷凝水,进水口在下方,出水口在上方。最后按图 2-25(a)在冷凝管顶端安装干燥管。

　　总之,仪器安装应先下后上,从左到右,做到正确、整齐、稳妥、端正,其轴线应与实验台边沿平行。

　　(三) 仪器的清洗、干燥和塞子的配置

1. 仪器的清洗

　　在进行有机化学反应时,为了避免杂质混入反应物中,实验用仪器必须清洁、干燥。有机化学实验中最简单而常用的清洗玻璃仪器的方法是用长柄毛刷(试管刷)蘸上皂粉或去污粉,刷洗润湿的器壁,直至玻璃表面的污物除去为止,最后用自来水清洗。有时去污粉的微小粒子会黏附在玻璃器皿壁上,不易被水冲走,此时可用 2‰HCl 溶液荡洗一次,再用自来水清洗。当仪器倒置,器壁不挂水珠时,即表示已洗净,叫供一般实验用。在某些实验中,当需要更洁净的仪器时,则可使用洗涤剂洗涤。对用于精制产品,或供有机分析用的仪器,则尚需用蒸馏水荡洗,以除去自来水冲洗时带入的杂质。

为了使清洗工作简便、有效,最好在每次实验结束后,立即清洗使用过的仪器,因为污物的性质在当时是清楚的,容易用合适的方法除去。例如已知瓶中残渣为碱性时,可用稀盐酸或稀硫酸溶解;反之,酸性残渣可用稀的氢氧化钠溶液除去。如已知残留物溶解于某常用的有机溶剂中,可用适量的该溶剂处理。当不清洁的仪器放置一段时间后,往往由于挥发性溶剂的逸去,洗涤工作变得更加困难。若用过的仪器中有焦油状物,则应先用纸或去污粉擦去大部分焦油状物后再酌情用各种方法清洗。

必须反对盲目使用各种化学试剂和有机溶剂来清洗仪器。这样不仅造成浪费,而且可能带来危险。

有机化学实验室中常用超声波清洗器来洗涤玻璃仪器,既省时又方便。只要把用过的仪器放在配有洗涤剂的溶液中,接通电源,利用超声波的振动和能量,即可达到清洗仪器的目的。清洗过的仪器,再用自来水漂洗干净即可。

2. 仪器的干燥

用于有机化学实验的玻璃仪器除需要洗净外,还常常需要干燥。一般将洗净的仪器倒置一段时间后,若没有水迹,即可使用。有些严格要求无水的实验,仪器的干燥与否甚至成为实验成败的关键。为此,可将所使用的仪器放在烘箱中烘干。较大的仪器或者在洗涤后需立即使用的仪器,为了节省时间,可将水尽量沥干后,加入少量丙酮或乙醇荡洗(使用后的乙醇或丙酮应倒回专用的回收瓶中),再用电吹风吹干。先通入冷风 1~2 min,当大部分溶剂挥发后,再吹入热风使其干燥完全(有机溶剂蒸气易燃烧和爆炸,故不宜先用热风吹)。吹干后,再吹冷风使仪器逐渐冷却。否则,被吹热的仪器在自然冷却过程中会在瓶壁上凝结水珠。

3. 塞子的配置和钻孔

为使各种不同的仪器连接装配成套,在没有标准磨口仪器时,就要借助于塞子。塞子选配是否得当,对实验影响很大。在有机化学实验中,仪器上一般使用软木塞。它的好处是不易被有机溶剂溶胀。而橡皮塞则易受有机物质的侵蚀而溶胀,而且价格也较贵。但是,在要求密封的实验中,如抽气过滤和减压蒸馏等就必须使用橡皮塞,以防漏气。

塞子的大小应与所塞仪器颈口相适合,塞子进入颈口的部分不能少于塞子本身高度的 1/3,也不能多于 2/3(见图 2-32)。如选软木塞,还应注意不应有裂缝存在。

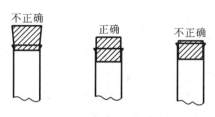

图 2-32　塞子的配置

为了在烧瓶上装冷凝管(防止溶剂或反应物挥发)、温度计(控制反应温度)或滴液漏斗(加料)等,常须在塞子上钻孔。软木塞在钻孔前须在压塞机内辗压紧密,以免在钻孔时塞子裂开,或留有缝隙。所钻孔径大小既要使玻璃管或温度计等能较顺利插入,又要保持插入后不会漏气。因此,须选择大小合适的打孔器(在软木塞上钻孔,打孔器孔径应比要插入的物体口径略小一点)。钻孔时,将塞子放在一块小木板上,小的一端向上,打孔器下面先涂些水或甘油以起润滑作用,然后左手握紧塞子,右手持打孔器,一面向下施加压力,一面作顺时针方向旋转,从塞子小的一端垂直、均匀地钻入,切不可强行推入,并且不要使打孔器左右摇摆,也不要倾斜。为了防止孔洞打斜,应时时注意打孔器是否保持垂直。当钻至塞子长度的 $1/3 \sim 1/2$ 时,将打孔器一边逆时针方向旋转,一边向上拔出。用细的金属棒捅掉打孔器内的软木或橡皮碎屑。然后从塞子另一端对准原来的钻孔位置垂直把孔钻通,可得较好的孔洞。必要时可以用小圆锉把洞修理光滑或略锉大一些。橡皮塞钻孔时,所选打孔器口径应与插入管子的口径差不多,钻孔时更应缓慢、均匀,不要用力顶入,否则钻出的孔很细小,不合用。

当把玻璃管或温度计插入塞中时,应握住玻璃管接近塞子的地方,均匀用力慢慢旋入孔内,握管的手不要离塞子太远,否则易折断玻璃管(或温度计)造成割伤。在将玻璃管插入橡皮塞时,可以蘸一些水或甘油作为润滑剂,必要时可用布包住玻璃管。

每次实验后将所配好用过的塞子洗净、干燥,保存备用,以节约器材。

(四)简单玻璃工操作

玻璃工操作是有机化学实验中的重要操作之一。测熔点、薄板层析、减压蒸馏所用的毛细管、点样管,蒸馏时用的弯管,气体吸收装置、水蒸气蒸馏装置以及滴管、玻璃钉、搅拌棒等常需自己动手制作。在玻璃工操作中,最基本的操作是拉玻璃管和弯玻璃管。

1. 玻璃管的清洗和切割

所加工的玻璃管(棒)应清洁和干燥。加工后的玻璃管(棒)视实验要求可用自来水或蒸馏水清洗。制备熔点管的玻璃管则要先用洗涤剂(或硝酸、盐酸等)洗涤,再用自来水冲洗,接着用蒸馏水清洗、干燥,然后才能进行加工。

　　玻璃管(棒)的切割是用三角锉刀的边棱或用小砂轮在需要割断的地方朝一个方向锉一稍深的痕,不可来回乱锉,否则不但锉痕多,而且易使锉刀或小砂轮变钝。然后用两手握住玻璃管,以大拇指顶住锉痕背面的两边,轻轻向前推,同时朝两边拉,玻璃管即平整地断开,如图 2-33(a)所示。为了安全,折时应尽可能离眼睛远些,或在锉痕的两边包上布后再折。也可用玻璃棒拉细的一端在煤气灯焰上加强热,软化后紧按在锉痕处,玻璃管即沿锉痕的方向裂开。若裂痕未扩展成一整圈,可以逐次用烧热的玻璃棒压触在裂痕稍前处,直至玻璃管完全断开。此法特别适用于接近玻璃管端处的截断。裂开的玻璃管边沿很锋利,必须在火中烧熔使之光滑(熔光),即将玻璃管成 45°角在氧化焰边沿处一边烧,一边来回转动,直至平滑即可。不应烧得太久,以免管口缩小。

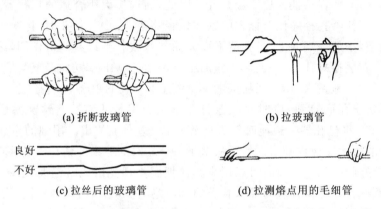

(a) 折断玻璃管　　　　　　　　(b) 拉玻璃管

良好
不好

(c) 拉丝后的玻璃管　　　　(d) 拉测熔点用的毛细管

图 2-33　玻璃管的折断、拉丝和拉测熔点用的毛细管

2. 拉玻璃管

　　将玻璃管外围用干布擦净,先用小火烘,然后加大火焰(防止发生爆裂,每次加热玻璃管、玻璃棒时都应如此)并不断转动。一般习惯用左手握玻璃管转动,右手托住,如图 2-33(b)所示。转动时玻璃管不要上下前后移动。在玻璃管略微变软时,托玻璃管的右手也要以大致相同的速度将玻璃管作同方向(同轴)转动,以免玻璃管绞曲。当玻璃管发黄变软后,即可从火焰中取出,拉成需要的细度。若玻璃管烧得较软,从火焰中取出后,稍停片刻,再拉成需要的细度。在拉玻璃管时两手的握法和加热时相同,让玻璃管呈倾斜状态,右手稍高,两手作同方向旋转,边拉边转动。拉好后两手不能马上松开,尚需继续转动,直至完全变硬后,由一手垂直提置,另一手在上端拉细的适当地方折断,粗端烫手,置于石棉网上(切不可直接放在实验台上),另一端也如上法处理,然后将细管割断。拉出来的细管子要求和原来的玻璃管在同一轴上,不能歪斜,否则要重新拉。这种工作又称拉丝。拉丝时要熟练掌握已熔融玻璃管的转动操作和玻璃管熔融的"火候",这两点是做好拉丝的关键。应用这一操作能顺利地将玻璃管制成合格的滴管。如果转动时玻璃管上下移动,这样由于受热不均匀,拉成的滴管不会对称于中心轴。另外,在拉玻璃管时两手也要作同方向旋转,不然加热虽然均匀,由于拉时用力不当,玻璃管也不会非常均匀,如图 2-33(c)所示。

3. 拉制熔点管、沸点管、点样管及玻璃沸石

取一根清洁干燥、直径为 1 cm、壁厚 1 mm 左右的玻璃管,放在灯焰上加热。火焰由小到大,不断转动玻璃管,当烧至发黄变软时,从火中取出,此时两手改为同时握玻璃管作同方向来回旋转,水平地向两边拉开,见图 2-33(d)。开始拉时要慢些,然后较快地拉长,使之成内径为 1 mm 左右的毛细管。如果烧得软、拉得均匀,就可以截取很长一段所需内径的毛细管。然后将内径为 1 mm 左右的毛细管截成长为 15 cm 左右的小段,两端都用小火封闭(封时将毛细管成 45°角在小火的边沿处一边转动,一边加热,制点样管时,无须封口),冷却后放置在试管内,准备以后测熔点用。使用时只要将毛细管从中央割断,即得两根熔点管。点样管的制备方法与沸点管相似,拉制好内径为 1 mm 的毛细管后,截取长 15 cm 左右的小段,无须封口,即得点样管。

用上法拉成内径为 3~4 mm 的毛细管,截成长为 7~8 cm 的小段,一端用小火封闭,作为沸点管的外管。另将内径约为 1 mm 的毛细管在中间部位封闭,自封闭处一端截取约 5 mm(作为沸点管内管的下端),另一端长约 8 cm,总长度约为 9 cm,作为内管。由此两根粗细不同的毛细管即构成沸点管,见图 2-34(a)。

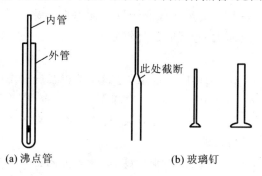

图 2-34　沸点管及玻璃钉

将不合格的毛细管(或玻璃管、玻璃棒)在火焰中反复熔拉(拉长后再对叠在一起,造成空隙,保留空气)几十次后,再熔拉成 1~2 mm 粗细。冷却后截成长约 1 cm 的小段,装在小试管中,以后蒸馏时作玻璃沸石用。

4. 玻璃钉的制备

方法同拉玻璃管的操作。将一段玻璃棒在煤气灯火焰上加热,火焰由小到大,且将玻璃棒不断均匀转动,到发黄变软时取出,拉成 2~3 mm 粗细的玻璃棒。自较粗的一端开始,截取长 6 cm 左右的一段,将粗的一端在氧化焰的边沿烧红软化后在石棉网上按一下,即成一玻璃钉,如图 2-34(b)所示。供玻璃钉漏斗过滤时用。

另取一段玻璃棒,将其一端在氧化焰的边沿烧红软化后在石棉网上按成直径约为 1.5 cm 的玻璃钉(如果一次不能按成要求的大小,可重复按几次)。截成长 6 cm 左右,然后在火焰上熔光,此玻璃钉可供研磨样品和抽滤时挤压产品之用。

5. 弯玻璃管

将一段玻璃管在鱼尾灯头上加热(玻璃管受热的长度可达 5～8 cm),一边加热,一边慢慢转动,使玻璃管受热均匀。当玻璃管软化后即从火中取出(不可在火焰中弯玻璃管),两手水平持着,玻璃管中间一段已软化,在重力作用下向下弯曲,两手再轻轻地向中心施力,使弯曲至所需要的角度。绝对不要用力过大,否则在弯的地方玻璃管要瘪陷或纠结起来。如果要将玻璃管弯成较小的角度,则常需要分几次弯,每次弯一定的角度,重复操作(每次加热的中心应稍有偏移),用积累的方式达到所需的角度。弯好的玻璃管应在同一平面上。在无鱼尾灯的情况下,可将玻璃管一端用橡皮头套上(或拉丝后封闭也可),斜放在煤气灯焰上加热至玻璃管发黄变软,再从火焰中取出弯成所需的角度。在弯曲的同时应在玻璃管开口的一端吹气,使玻璃管的弯曲部分保持原来粗细。在鱼尾灯加热的情况下最好也能吹气,否则虽然加热面很大,但弯曲后管径仍要相应地缩小一些。另外,可将玻璃管在弱火上烘,两手托住玻璃管两端,在火中来回摆动,玻璃管在两手轻微地向中心施力及本身重力的作用下,受热部分渐渐软化而弯曲下来。这样的弯管虽然不吹气,由于火弱而且受热面大,弯管的部分较原来玻璃管虽要细些,但缩小并不显著,可符合一般要求。

加工后的玻璃管(棒)均应随即经退火处理,即再在弱火焰中加热一会儿,然后将玻璃管慢慢移离火焰,放在石棉网上冷却至室温。否则,玻璃管(棒)因急速冷却,内部产生很大的应力,即使不立即开裂,过后也有破裂的可能。

6. 简单玻璃仪器的修理

实验室中冷凝管或量筒的口沿常有破裂,若稍加修理还可使用。其方法是(以量筒为例),在裂口下用三角锉绕一圈锉一深痕,再用直径为 2 mm 左右的一根细玻璃棒,在煤气灯的强火焰上烧红烧软,取出立即紧压在锉痕处,玻璃管即沿锉痕的方向裂开。若裂痕未扩展成一整圈,重复上述步骤数次,直至玻璃管完全断开。再将量筒口熔光,并将管口的适当部位在强火焰上烧软,用镊子向外一压即成。

也可用另一种方法切割管口。用浸有乙醇的棉绳,绕在管口裂口的下面,围成一圈,用火柴点着棉绳,待棉绳刚熄灭时,趁热用玻璃管蘸水冷激棉绳处,玻璃管即沿棉绳处裂开。若用导线代替棉绳,用通电来加热导线处的玻璃管,取掉电源,蘸水冷激之,可收到同样的效果。

第三部分
实验数据记录和实验报告的撰写

一、实验数据记录

（一）实验数据的意义和重要作用

1. 实验数据的意义

实验研究是科学研究中最重要的途径和方法。实验数据是指在研究过程中，应用实验、观察、调查或资料分析等方法，根据实际情况直接记录或统计形成的各种数字、文字、图表、声像等原始资料。实验数据是实验研究的"档案"。只有对原始的实验数据进行分析，得到的结论才有意义。篡改数据或不完整地记录数据是科学研究的大敌，也是学术不端的起点。

2. 实验数据的重要作用

实验数据的重要作用如下。

（1）便于准确回顾和分析科学研究中的成败得失。

（2）便于进行科研工作的归纳和总结。

（3）提供科研重复的依据。

（4）有利于培养严谨的科研思维。

（5）保护自己的研究成果，提高研究效率，打击学术不端行为。

（二）实验数据的记录要求

1. 对纸、笔的要求

实验记录需要长期保存并经常查阅，故要求实验数据记录在专门的实验报告本上。同时为避免因氧化导致字迹模糊不清，对记录数据的笔也有专门要求：必须使用稳定性好、不易褪色的蓝、黑签字笔书写。铅笔、圆珠笔、纯蓝墨水笔、红笔等耐磨性差、化学性质不稳定，这些笔在实验数据的记录中应杜绝使用。

2. 书写要求

要求字迹工整，采用规范的专业术语、计量单位及外文符号，英文缩写第一次出现时须注明全称及中文名称。实验数据需修改时，采用画线方法去掉原书写内容，但必须保证仍可辨认，然后在修改处签名，避免随意涂改或完全涂黑。

二、实验报告的书写

(一) 实验报告的格式

实验报告应包括实验名称、实验目的、实验原理、实验步骤、数据记录与结果分析等五个重要内容。此外还应在实验名称的下方注明实验报告的提交者,即学生姓名、年级、专业、学号等个人信息;每份实验报告都应该注明做实验的日期(年、月、日)、时间(几点几分、星期几)以及地点(哪个实验室),以备查阅。天气、温度等可能对实验结果重现性造成影响的因素也应在实验报告上注明。

1. 实验名称

自己拟定实验名称时,应使用最简练的语言反映实验内容;若依据书本做验证性或综合性实验,书本上实验的题目就是自己实验的名称。

2. 实验目的

要明确该实验是哪种类型的实验,即验证性、综合性还是设计性实验,不同类型的实验目的是不同的。

验证性实验是指对研究对象有了一定了解,并形成了一定认识或提出了某种假设,为验证这种认识或假设是否正确而进行的一种实验。验证性实验的目的主要包括练习某种仪器的使用、培养某种操作技能、学习处理实验数据等。

综合性实验是指综合运用化学基础知识和基本技能的实验,在实验过程中需要用到多种实验技术,以完成实验。因此,综合性实验的目的在于熟练掌握各种实验技术、了解每种实验技术的适用范围、理解实验中每步操作的意义等。

设计性实验是指由学生独立自主根据实际情况进行可行性分析,对实验方法、实验装置进行设计,对实验过程和结果进行分析和研究的实验。它旨在培养提高学生自主分析和解决问题的能力,培养开创精神和创新思维能力。对于设计性实验,需要阐明设计思路与实验结果的关联性、实验结果的分析方法等。

3. 实验原理

实验原理是实验设计的依据和思路,既包括指导整个实验的理论基础,也包括操作步骤后蕴藏的意义。验证性实验的原理可以是某个公式或某几个公式的综合运用,也可以是某种理论的核心原理,还可能是具体的化学反应方程式。对于设计性实验,需要设计者自行根据实验目的设计实验原理。设计时应遵循科学、可行、精确的原则。

4. 实验步骤

验证性实验的实验步骤,按照实验指导书精练书写即可。设计性实验需要自己根据实验原理拟定实验步骤,应在实验报告上详细描述每一步操作的具体流程。

5. 数据记录与结果分析

数据记录和结果分析是实验报告中最重要的部分,无论是哪种类型的实验,都应准确、翔实、全面地记录数据,并实事求是地进行结果分析。实验室中常见的仪器测量所得数据的规范记录如表 3-1 所示。

表 3-1　常见数据的记录方法和示例

检测量	仪器	单位	记录示例	是否需要估读
体积	烧杯	mL	25 mL	否
	胶头滴管	滴	2 滴	否
	量杯	mL	25.0 mL	是
	量筒	mL	25.0 mL	是
	移液管	mL	25.00 mL	是
	滴定管	mL	25.00 mL	是
质量	台秤(托盘天平)	g	5.0 g	是
	分析天平	g	5.0180 g	否
长度	游标卡尺(50 分度)	mm	32.18 mm	否
	螺旋测微器	mm	0.618 mm	是
	直尺	cm	4.25 cm	是
角度	旋光仪	°	$\pm 19.05°$	否
pH 值	酸度计		7.21	否
温度	水银(煤油)温度计	℃	120 ℃	否
吸光度	分光光度计		0.168	否

(二)实验数据的处理

1. 有效数字的位数

有效数字是指在分析工作中实际上能观察到的数字。保留有效数字位数的原则如下:在记录测量数据时,只允许保留一位可疑数。即只有测量数据的末位数欠准,其误差是末位数的 ± 1 个单位。这是由于仪器精度的限制,对末位数进行估读时,会受到实验者的主观因素的影响。有效数字不仅能表示数值的大小,还可以反映测量的精确程度,其位数绝不能随意增加或减少。

有些仪器(如游标卡尺和旋光仪),由于设计的原因,明确要求不需要估读;直接用电子显示数据的,如酸度计、分析天平,也不需要估读;还有些仪器(如温度计),由于本身精度较差,也不需要估读。

2. 有效数字的修约规则

从误差传递原理可知,凡通过运算所得的结果,其误差总比个别测量的误差大。计算结果的有效数字位数要受测量值（尤其是误差最大的测量值）有效数字位数所限制。因此，对有效数字位数较多的测量值，应将多余的数字舍弃，该过程称为数字的修约，其基本原则如下。

（1）四舍六入五成双。当多余位数的首位≤4时，舍弃。例如，1.24 保留一位小数时应记为 1.2，保留整数时应记为 1。当多余位数的首位≥6时，进位。例如，3.678 保留一位小数时应记为 3.7，保留两位小数时应记为 3.68。当多余位数的首位＝5时，若5后面数字不为0，则进位。例如，23.151 保留一位小数时应记为23.2；若5后面无数字或数字等于0，采用"奇进偶舍"的原则进行修约。例如，23.15 保留一位小数时应记为 23.2（因为5前面的数字是1，奇数时进位），23.25 保留一位小数时应记为 23.2（因为5前面的数字是2，偶数时舍去）。

（2）禁止分次修约。修约时应一次性将原数据修约到指定位数，不能分次修约。例如：一次修约，1.2508 保留一位小数时应记为 1.2；分次修约，1.2508 保留三位小数得 1.251，再保留一位小数得 1.3，这显然是不允许的。

（3）可多保留一位有效数字。进行运算时，在运算中为提高速度，又不使修约误差迅速累积，可将参与计算各数的有效数字修约到比绝对误差最大的数据多一位，运算后再将结果修约到应有位数。例如，$12.5-5.3250 = 12.5-5.32 = 7.18 = 7.2$（保留一位小数）。

（4）修约标准偏差时，其结果应将准确度降低，即朝大处修约。例如，某实验的标准偏差为 0.321，保留两位小数应修约为 0.33。

3. 有效数字的运算规则

分析结果的准确度必然受到分析过程中测量值误差的制约。在分析计算结果时，每个测量值的误差都要传递到分析结果中去，运算不应改变测量的准确度。因此，应根据误差传递规律进行有效数字的运算。

1）加减法

加减法所得和或差的误差是各个数值绝对误差的传递结果。因此，计算结果必须与各数据中绝对误差最大的数据相当。

例如：先用台秤称取 12.5 g NaOH（误差为±0.1 g），再用分析天平取走 5.3260 g（误差为±0.0001 g），则剩下的 NaOH 的质量应是（12.5－5.3250）g＝（12.5－5.32）g ＝ 7.18 g，按照数字的修约规则，最后结果应记为 7.2 g（误差为±0.1 g）。

2）乘除法

乘除法所得积或商的误差是各个数据相对误差的传递结果。几个数据相乘除时，积或商有效数字应保留的位数，以参加运算的数据中相对误差最大（有效数字位数最少）的那个数据为准。

例如，用分析天平称取无水碳酸钠 2.6977 g，在 250 mL 容量瓶中定容，则配

得碳酸钠标准溶液的浓度为

$$c = \frac{n}{V} = \frac{m/M}{V} = \frac{2.6977}{105.99 \times 250.00} \times 1000 \ \text{mol} \cdot \text{L}^{-1} = 0.1018 \ \text{mol} \cdot \text{L}^{-1}$$

倘若使用台秤称取无水碳酸钠 2.7 g，在 250 mL 容量瓶中定容，则配得碳酸钠标准溶液的浓度为

$$c = \frac{n}{V} = \frac{m/M}{V} = \frac{2.7}{105.99 \times 250.00} \times 1000 \ \text{mol} \cdot \text{L}^{-1} = 0.10 \ \text{mol} \cdot \text{L}^{-1}$$

可见，选择的测量工具应具有配套性（精密度相当），以免造成浪费或达不到要求。

（三）实验结果的分析

实验结果是实验报告的精髓所在，完成实验后，按照实验原理对涉及的实验数据进行处理，计算出所需值。没有数据的，要准确记录实验现象。

具体分为以下三种情况。

1. 实验结果有数据且需要计算

此时需按照实验原理和实验目的，计算出要求的量。注意根据有效数字的运算规则，确定最后结果的有效数字。有时还需提供平均值、标准偏差、相对标准偏差等数据来衡量实验的精密度。

2. 实验结果有数据但不需要计算

这类实验通常需要作图，可选用坐标纸或 EXCEL 表格制图，切忌在实验报告上手绘。使用坐标纸作图时，要预先确定好每一小格代表的量，用铅笔绘图。坐标纸应保持整洁，如确实需要改正，可用橡皮擦擦干净后再改正。

3. 实验结果无数据或数据不需要处理

对于这类实验应详细记录实验现象，分析产生这种现象的原因。

无论实验结果是上述三种情况的哪一种，都需要根据相关的理论知识对所得到的实验结果进行解释和分析。包括分析实验成败的原因、实验的注意事项、自己对实验操作的看法等。不要简单地复述课本上的理论而缺乏自己主动思考的内容。

注意：实验时不能凭主观臆断对实验数据进行取舍，只选取符合"预想"的数据而抛弃异常的数据。须知，越是异常的数据越是需要分析，因为这些数据的背后反映的或是实验操作中的错误，或是实验原理的缺陷，甚至可能是尚未被认识的真理。

第四部分

实 验 内 容

实验一　溶液的配制

一、目的要求

(1) 掌握溶液浓度的计算方法及常见溶液的配制方法。

(2) 熟悉台秤、量筒的使用方法,学习移液管、容量瓶的使用方法。

(3) 学习溶液的定量转移及稀释操作。

二、实验原理

溶液的配制是化学实验的基本内容之一。在配制溶液时,首先应根据所提供的试剂计算出溶质及溶剂的用量,然后按照配制的要求决定采用的仪器。

在计算固体物质的用量时,如果物质含结晶水,则应将其计算在内。稀释浓溶液时,计算需要掌握的一个原则就是:稀释前、后溶质的量不变。

如果对溶液浓度的准确度要求不高,可采用台秤、量筒等仪器进行配制;若要求溶液的浓度比较准确,则应采用分析天平、移液管、容量瓶等仪器。

配制溶液的操作程序一般如下。

1. 称量

用台秤或分析天平称取固体试剂,用量筒或移液管取液体试剂。

2. 溶解

凡是易溶于水且不易水解的固体,均可用适量的水在烧杯中溶解(必要时可加热)。易水解的固体试剂(如 $SnCl_2$、Na_2S 等),必须先以少量浓酸(碱)使之溶解,然后加水稀释至所需浓度。

3. 定量转移

将溶液从烧杯向量筒或容量瓶中转移后,应注意用少量水荡洗烧杯 $2\sim3$ 次,并将荡洗后的溶液全部转移到量筒或容量瓶中,再加水到刻度。

有些物质易发生氧化还原反应或见光受热易分解,在配制和保存这类溶液时必须采用正确的方法。

三、仪器与试剂

（1）仪器：量筒（10 mL、50 mL、100 mL）、烧杯（50 mL、100 mL）、移液管（25 mL）、容量瓶（50 mL）、台秤等。

（2）试剂：0.2000 mol·L^{-1} HAc标准溶液、NaCl（固体）、$H_2C_2O_4$·$2H_2O$等。

四、实验步骤

1. 生理盐水的配制

计算出配制生理盐水90 mL所需的NaCl的用量，并在台秤上称量。将称得的NaCl置于100 mL洁净烧杯内，用适量水溶解，然后转移至100 mL量筒内并稀释至刻度。配制好的溶液统一回收。

2. 0.1 mol·L^{-1}草酸溶液的配制

计算出配制0.1 mol·L^{-1}草酸溶液50 mL所需$H_2C_2O_4$·$2H_2O$的用量。自己设计步骤并配制溶液。配制好的溶液统一回收。

五、思考题

（1）能否在量筒、容量瓶中直接溶解固体试剂？为什么？

（2）移液管洗净后还需用待吸取溶液润洗，容量瓶也需要吗？为什么？

（3）稀释浓H_2SO_4时，应注意什么？

（4）在配制生理盐水时，若用台秤称取NaCl，而用容量瓶定容，此操作是否正确？为什么？

（5）在配制和保存$BiCl_3$、$FeSO_4$、$AgNO_3$溶液时应注意什么？为什么？

实验二　凝固点降低法测定葡萄糖的摩尔质量

一、目的要求

（1）了解凝固点降低法测定物质摩尔质量的原理及方法，加深对稀溶液依数性的认识。

（2）进一步练习使用移液管，巩固溶液的配制操作。

二、实验原理

凝固点是溶液（或液态溶剂）与其固态溶剂具有相同的蒸气压而能平衡共存时的温度。当在溶剂中加入难挥发的非电解质溶质时，由于溶液的蒸气压小于同温度下纯溶剂的蒸气压，因此溶液的凝固点必定低于纯溶剂的凝固点。根据拉乌尔定律可推出,稀释溶液的凝固点降低值 ΔT_f 近似地与溶液的质量摩尔浓度(b_B)成正比,而与溶质的本性无关,即

$$\Delta T_f = K_f b_B$$

式中:K_f 为凝固点降低常数。

若有质量为 g 的溶质溶解在质量为 G 的溶剂中,且溶质的摩尔质量为 M,则上式可转换为

$$M = K_f \frac{g}{\Delta T_f G}$$

因此,在已知 K_f、G、g 的前提下,只要测出稀溶液的凝固点降低值 ΔT_f,即可按上式求出溶质的摩尔质量。

为测定 ΔT_f,应通过实验分别测出纯溶剂和溶液的凝固点。

凝固点的测定采用过冷法。

三、仪器与试剂

(1) 仪器:温度计、测定管(大试管)、烧杯(600 mL,高型)、搅拌棒、橡皮塞、台秤、分析天平、放大镜、铁架台、移液管(25 mL)等。

(2) 试剂:葡萄糖、粗盐、水、冰块等。

四、实验步骤

1. 葡萄糖溶液凝固点的测定

凝固点测定的装置如图 4-1 所示。

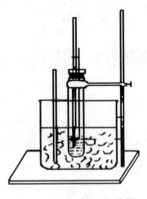

先在台秤上称取葡萄糖 2.2～2.3 g,再在分析天平上精确称量(准确至小数点后 4 位)。将称好的葡萄糖小心倒入干燥、洁净的测定管中,然后用 25 mL 移液管准确吸取 25 mL 蒸馏水沿管壁加入,轻轻振荡(注意:切勿溅出)。待葡萄糖完全溶解后,装上塞子(包括温度计与细搅拌棒),将测定管直接插入冰盐水中。

用粗搅拌棒搅动冰盐水,同时用细搅拌棒搅动溶液,但注意不要碰及管壁与温度计,以免摩擦生热影响实验结果。当溶液逐渐降温至过冷再析出晶体时,温度降低后又回升的最高点温度可作为溶液的凝固点(通过放大镜准确读数)。

图 4-1　凝固点测定装置

凝固点的测定必须重复两次。两次测定结果的差值,要求在 ± 0.04 ℃以内。溶液的凝固点取两次测定结果的平均值。

2. 纯溶剂(水)凝固点的测定

弃去测定管内溶液,先用自来水洗净测定管,再用少量蒸馏水洗涤,然后加入约 25 mL 蒸馏水,按上法测定水的凝固点(取两次测定结果的平均值)。

3. 数据记录及结果处理

由实验结果按相关公式求出葡萄糖的摩尔质量,数据记录如表 4-1 所示。

表 4-1　数据记录表

测定对象		凝固点 T_f	溶质质量 g	溶剂质量 G	凝固点降低值 ΔT_f
葡萄糖溶液	1				
	2				
	平均值				
蒸馏水	1				
	2		—	—	
	平均值				

五、思考题

(1) 测定溶液的凝固点时,为什么测定管一定要干燥?

(2) 测定凝固点时,纯溶剂温度回升能有一相对恒定阶段,而溶液则没有,为什么?

(3) 实验中所配溶液的浓度,为什么太浓或太稀都会使实验结果产生较大误差?

(4) 如果待测葡萄糖中夹杂一些不溶性杂质,对测得的摩尔质量有何影响?

(5) 本实验方法中,为什么要测纯水的凝固点?

实验三　药用氯化钠的制备及杂质限度检查

一、目的要求

(1) 掌握药用氯化钠的制备原理和方法。

(2) 初步了解药品的质量检查方法。

(3) 练习蒸发、结晶、过滤等基本操作,学习减压过滤的方法。

二、实验原理

药用氯化钠是以粗食盐为原料进行提纯的。粗食盐中除含有泥沙等不溶性杂质外,还有 K^+、Ca^{2+}、Mg^{2+}、Fe^{3+}、SO_4^{2-}、CO_3^{2-}、Br^-、I^- 等可溶性杂质。不溶性杂质可采用过滤的方法除去,可溶性杂质则选用适当的试剂使之生成难溶化合物后过滤除去。

少量可溶性杂质(如 K^+、Br^-、I^- 等)由于含量很少,可根据溶解度的不同在结晶时使其残留在母液中而除去。

对产品杂质限度的检查,是根据沉淀反应原理,将样品管和标准管在相同条件下进行比浊实验,样品管不得比标准管更深。

三、仪器与试剂

(1) 仪器:试管、烧杯、量筒(10 mL、50 mL)、漏斗、漏斗架、布氏漏斗、抽滤瓶、蒸发皿、酒精灯、石棉网、三脚架、台秤、滴管、玻璃棒等。

(2) 试剂:0.02 mol·L^{-1}、2 mol·L^{-1}、6 mol·L^{-1} HCl 溶液,1 mol·L^{-1} H_2SO_4溶液,0.02 mol·L^{-1}、1 mol·L^{-1} NaOH 溶液,6 mol·L^{-1} NH_3·H_2O,饱和 Na_2CO_3 溶液,25% $BaCl_2$ 溶液,0.25 mol·L^{-1} $(NH_4)_2C_2O_4$ 溶液,2%氯胺-T 溶液(新配制),0.05%太坦黄溶液,淀粉混合物(新配制),KBr 标准溶液,镁标准溶液,氯仿,溴麝香草酚蓝指示剂,pH 试纸,粗食盐等。

四、实验步骤

1. 粗食盐的精制

(1) 在台秤上称取 10.0 g 粗食盐,置于 250 mL 烧杯中,加入蒸馏水 50 mL,搅拌,加热使其溶解。

(2) 继续加热至近沸,在搅拌下逐滴加 25% $BaCl_2$ 溶液 1~2 mL 至沉淀完全(为了检查沉淀是否完全,可停止加热,待沉淀沉降后,用滴管吸取少量上层清液于试管中,加 2 滴 6 mol·L^{-1} HCl 溶液酸化,再加 1~2 滴 $BaCl_2$ 溶液,如无混浊,说明已沉淀完全。如出现混浊,则表示 SO_4^{2-} 尚未除尽,需继续滴加 $BaCl_2$溶液)。继续加热煮沸约 5 min,使颗粒长大而易于过滤。稍冷,抽滤,弃去沉淀。

(3) 将滤液加热至近沸,在搅拌下逐滴加入饱和 Na_2CO_3 溶液至沉淀完全(检查方法同前)。再滴加少量 1 mol·L^{-1} NaOH 溶液,使 pH 值为 10~11。继续加热至沸,稍冷,抽滤,弃去沉淀,将滤液转入洁净的蒸发皿内。

(4) 用 2 mol·L^{-1} HCl 溶液调节滤液 pH=3~4,置石棉网上加热蒸发浓缩,并不断搅拌,浓缩至糊状稠液为止,趁热抽滤至干。

(5) 将滤得的 NaCl 固体加适量蒸馏水,不断搅拌至完全溶解,如上法进行蒸发浓缩,趁热抽滤,尽量抽干。把晶体转移到干燥的蒸发皿中,置石棉网上,小火烘干,冷却,称量,计算产率。

2. 产品质量检查

(1) 溶液的澄清度:取本品 5.0 g,加蒸馏水 250 mL 溶解后,溶液应澄清。

(2) 酸碱度:取本品 5.0 g,加新鲜蒸馏水得 50 mL 溶液,加 2 滴溴麝香草酚蓝指示剂。如显黄色,加 $0.02\ mol\cdot L^{-1}$ NaOH 溶液 0.01 mL,应变为蓝色;如显蓝色或绿色,加 $0.02\ mol\cdot L^{-1}$ HCl 溶液 0.20 mL,应变为黄色。

NaCl 为强酸强碱盐,其水溶液应呈中性。但在制备过程中,可能夹杂少量的酸或碱。溴麝香草酚蓝指示剂的变色范围是 pH 6.0～7.6,颜色由黄色到蓝色。

(3) 碘化物:取本品的细粉 5.0 g,置瓷蒸发皿内,滴加新配制的淀粉混合液适量使晶粉湿润,置日光下(或日光灯下)观察,5 min 内晶粉不得显蓝色痕迹。

(4) 溴化物:取本品 2.0 g,加蒸馏水 10 mL 使其溶解,加 $2\ mol\cdot L^{-1}$ HCl 溶液 3 滴与氯仿 1 mL,边振摇边滴加 2%氯胺-T 溶液(新配制)3 滴,氯仿层如显色,与 KBr 标准溶液 1.0 mL 用同一方法制成的对照比较,不得更深。

(5) 钡盐:取本品 4.0 g,加蒸馏水 20 mL 溶解后,过滤,滤液分为两等份。一份中加 $1\ mol\cdot L^{-1}$ H_2SO_4 溶液 2 mL,另一份中加蒸馏水 2 mL,静置 15 min,两溶液应同样澄清。

(6) 钙盐:取本品 2.0 g,加蒸馏水 10 mL 使之溶解,加 $6\ mol\cdot L^{-1}$ $NH_3\cdot H_2O$ 1 mL,摇匀,加 $0.25\ mol\cdot L^{-1}$ $(NH_4)_2C_2O_4$ 溶液 1 mL,5 min 内不得发生混浊。

(7) 镁盐:取本品 1.0 g,加蒸馏水 20 mL 使之溶解,加 $1\ mol\cdot L^{-1}$ NaOH 溶液 2.5 mL 与 0.05%太坦黄溶液摇匀,生成溶液的颜色与镁标准溶液 1.0 mL 用同一方法制成的对照溶液(0.001%)比较,不得更深。

硫酸盐、铁盐、钾盐和重金属的检验方法略。

五、注意事项

(1) 粗盐中的不溶性颗粒(泥、沙、石)等可以和 $BaSO_4$ 沉淀合并过滤。

(2) 调节 pH 值时应遵循"少量多次"的原则,每滴加酸或碱 1～2 滴后,及时测量溶液的 pH 值,避免一次性加入过量的酸或碱造成浪费。

(3) 粗食盐的精制操作步骤(4)、(5)中,应注意到撤火后蒸发皿仍有余温,会继续蒸发水分,故撤火前,抽滤设备需要准备到位,避免水分蒸发过多,析出 K^+。

六、思考题

(1) 如何除去粗食盐中的 Mg^{2+}、Ca^{2+}、SO_4^{2-} 等离子? 怎样检查这些离子是否已经沉淀完全?

(2) 在除去 Ca^{2+}、Mg^{2+}、SO_4^{2-} 等离子时,为什么要先加入 $BaCl_2$ 溶液,然后加入 Na_2CO_3 溶液?

(3) 加 HCl 溶液酸化滤液的目的是什么？是否可用其他强酸(如 HNO₃)调节 pH 值？为什么？

实验四　乙酸解离度与解离常数的测定

一、目的要求

(1) 掌握弱电解质解离度和解离常数的测定方法。

(2) 了解电位法测定溶液 pH 值的原理和方法，并掌握酸度计的使用。

(3) 学会碱式滴定管的使用方法。

(4) 掌握容量瓶、移液管和刻度吸管的作用。

二、实验原理

乙酸(CH₃COOH,简写为 HAc)是弱电解质,在溶液中存在下列解离平衡:

$$HAc \rightleftharpoons H^+ + Ac^-$$

$$K_a = \frac{[H^+][Ac^-]}{[HAc]}$$

式中:K_a 为解离常数;$[H^+]$、$[Ac^-]$ 和 $[HAc]$ 分别为 H^+、Ac^- 和 HAc 的平衡浓度。

严格来讲,溶液中的 H^+ 有两个来源:水的解离($H_2O \rightleftharpoons H^+ + OH^-$)和乙酸的解离。和乙酸相比,水是一种更弱的酸。并且乙酸解离出的 H^+ 会促使水的解离平衡向逆反应方向进行,这样一来,水解离的 H^+ 就更少了。因此在实际的计算中,忽略水的解离,认为溶液中 H^+ 都来自于乙酸,故认为 $[H^+] = [Ac^-]$。

$$\alpha = \frac{已解离的分子数}{原有分子总数}$$

根据解离度的定义,$[HAc]_{平衡} = c(1-\alpha)$,由于乙酸的解离度 $\alpha < 5\%$,在允许计算误差 5% 的条件下,认为 $1-\alpha \approx 1$,所以可以用乙酸的起始浓度代替平衡浓度进行计算。

乙酸溶液的起始浓度(c)可以用 NaOH 标准溶液滴定测得。其解离出来的 H^+ 的浓度,可用酸度计测定乙酸溶液的 pH 值而得到。从 $[H^+] = [Ac^-]$ 和 $[HAc] = c$ 的关系可求出 $[Ac^-]$ 和 $[HAc]$,代入公式中便可计算该温度下的 K_a 值。

$$K_a = \frac{[H^+][Ac^-]}{[HAc]}$$

根据解离度(α)的定义,用 $\alpha = \frac{[H^+]}{c}$ 求出不同浓度乙酸的解离度。由于 HAc

的 K_a 与 α 之间存在下列关系：

$$K_a = \frac{c\alpha^2}{1-\alpha} \approx c\alpha^2$$

因此,也可用此式计算 HAc 的解离常数。

三、仪器与试剂

(1) 仪器:pHS-3C 型酸度计、容量瓶(100 mL)、碱式滴定管(50 mL)、锥形瓶(250 mL)、烧杯(50 mL)、刻度吸管、洗耳球、移液管等。

(2) 试剂:已知准确浓度 NaOH 溶液(浓度约为 0.2 mol·L^{-1})、待标定乙酸溶液(0.2 mol·L^{-1})、酚酞指示剂、标准缓冲溶液(pH=4.00)等。

四、实验步骤

1. 用 NaOH 标准溶液测定乙酸溶液的准确浓度

用移液管吸取三份 25.00 mL HAc 溶液,分别置于 250 mL 锥形瓶中,各加入 2～3 滴酚酞指示剂,分别用 NaOH 标准溶液滴定至溶液呈微红色,半分钟内不褪色为止,记下所消耗 NaOH 标准溶液的体积。计算出 HAc 溶液的浓度(准确至四位有效数字)。

2. 配制不同浓度的乙酸溶液

用移液管和刻度吸管分别吸取 50.00 mL、10.00 mL 和 5.00 mL 已标定过的 HAc 溶液于 100 mL 容量瓶中,用蒸馏水稀释至刻度,摇匀,制得各相应浓度的 HAc 溶液。

3. 测定上述四种浓度 HAc 溶液的 pH 值

用四只干燥的 50 mL 烧杯,分别取 25 mL 上述四种浓度的 HAc 溶液,由稀到浓分别用酸度计测定它们的 pH 值,并记录温度。

根据 α 的定义式以及 K_a 与 α 的关系式,运用实验测得的数据,计算出不同浓度 HAc 溶液的 K_a 值,最后计算出在当时温度下的 K_a 平均值。

五、思考题

(1) 不同浓度 HAc 溶液的解离度是否相同？解离常数是否相同？

(2) 若 HAc 溶液的温度有明显变化,解离度和解离常数有何变化？

实验五　缓冲溶液的配制与性质

一、目的要求

(1) 掌握缓冲溶液的配制方法。

（2）掌握缓冲溶液的性质和缓冲容量的测定方法。

（3）学会酸度计和酸式滴定管的使用方法。

二、实验原理

缓冲溶液具有抵抗外来少量强酸、强碱或水的稀释而保持自身 pH 值基本不变的能力。配制缓冲溶液时有三种方法：①过量弱酸和少量强碱反应；②过量弱碱和少量强酸反应；③弱的共轭酸碱对直接混合。无论使用哪种制备方法，缓冲溶液中起缓冲作用的都是弱的共轭酸碱对。为保证缓冲溶液有足够的缓冲容量，需要溶液总浓度足够（$0.05\sim0.2$ mol·L^{-1}）、缓冲比恰当（$1:10$ 至 $10:1$）。缓冲溶液的 pH 值可用下式计算：

$$pH = pK_a + lg\frac{[共轭碱]}{[共轭酸]}$$

式中：K_a 为组成缓冲溶液共轭酸的解离常数。

上式表明：缓冲溶液的 pH 值同时取决于弱酸的 K_a 以及溶液中共轭酸和共轭碱的浓度比值。

在配制缓冲溶液时，若使用相同浓度的共轭酸和共轭碱，则可用它们的体积比表示：

$$pH = pK_a + lg\frac{V_{共轭碱}}{V_{共轭酸}}$$

由上式计算所得的 pH 值是近似的，要准确计算配制溶液的 pH 值时，必须考虑到离子活度的影响。

三、仪器与试剂

（1）仪器：量筒（50 mL）、刻度吸管（1 mL）、烧杯（100 mL、250 mL）、酸度计、洗耳球等。

（2）试剂：0.2 mol·L^{-1} Na_2HPO_4 溶液，0.2 mol·L^{-1}、2 mol·L^{-1} KH_2PO_4 溶液，1 mol·L^{-1}、2 mol·L^{-1} NaOH 溶液，1 mol·L^{-1} HCl 溶液，0.9% NaCl 溶液等。

四、实验步骤

1. 缓冲溶液的配制

根据计算用量，用量筒分别量取相应体积的 Na_2HPO_4 溶液和 KH_2PO_4 溶液于 250 mL 烧杯中，混合均匀，即得到缓冲溶液。

2. 缓冲溶液的校正

缓冲溶液的计算公式中，直接用浓度代替了活度，造成了系统误差，并且在配制过程中使用的溶液浓度、读取的体积等都会造成误差,所以直接混合后得到的缓冲溶液的 pH 值与目标值肯定不相等,因此需要用酸度计测定其 pH 值后,再选用 2 mol • L^{-1} KH_2PO_4 溶液或 2 mol • L^{-1} NaOH 溶液校正缓冲溶液 pH 值为 7.40,保存备用。

3. 缓冲溶液的性质

按表 4-2 量取各种溶液,并测其 pH 值。根据加入酸、碱、纯水前、后 pH 值的变化,说明缓冲溶液具有哪些性质。

表 4-2　在缓冲溶液中加入酸、碱与纯水后对各溶液 pH 值的影响

编号	缓冲溶液体积/mL		pH_1	加入酸或碱的体积/mL		pH_2	ΔpH	缓冲容量
1	0.2 mol • $L^{-1}$$Na_2HPO_4$-$KH_2PO_4$	40		1 mol • L^{-1} HCl	0.25			
2	0.2 mol • $L^{-1}$$Na_2HPO_4$-$KH_2PO_4$	40		1 mol • L^{-1} NaOH	0.25			
3*	0.2 mol • $L^{-1}$$Na_2HPO_4$-$KH_2PO_4$	40		纯水	40			
4	0.9% NaCl	40		1 mol • L^{-1} HCl	0.25			
5	0.9% NaCl	40		1 mol • L^{-1} NaOH	0.25			
6	0.1 mol • $L^{-1}$$Na_2HPO_4$-$KH_2PO_4$	40		1 mol • L^{-1} HCl	0.25			
7	0.1 mol • $L^{-1}$$Na_2HPO_4$-$KH_2PO_4$	40		1 mol • L^{-1} NaOH	0.25			

注:编号 3 中的溶液留下供编号 6、7 用。

五、思考题

(1) 缓冲溶液除抵抗少量酸、碱作用外,能否抵抗少量水的稀释? 稀释前、后缓冲容量是否相同?

(2) 配制的缓冲溶液,其 pH 值的计算值与实验测定值为何不相同? 哪些因素造成其差异?

实验六　酸碱标准溶液的配制及比较

一、目的要求

(1) 掌握容量仪器的洗涤方法。

(2) 掌握和巩固滴定管的正确使用方法和滴定操作技术。

二、实验原理

一般的酸碱因其含有杂质或其稳定性差,不能直接配制准确浓度的溶液,通常

须先配成近似浓度的溶液,然后用适当的基准物质加以标定。

酸碱反应的实质是 $H_3O^+ + OH^- \Longrightarrow 2H_2O$,当 HCl 和 NaOH 完全反应时,其物质的量相等:

$$n_{HCl} = n_{NaOH}$$
$$c_{HCl}V_{HCl} = c_{NaOH}V_{NaOH}$$

通过 HCl 溶液与 NaOH 溶液的比较滴定,可以确定两种溶液体积的比例,如果已知 HCl 溶液的准确浓度,就可由上式计算出 NaOH 溶液的准确浓度。

三、仪器与试剂

(1) 仪器:量筒(10 mL、100 mL、500 mL)、试剂瓶(500 mL,具玻璃塞、橡皮塞)、锥形瓶(250 mL)、酸式滴定管(50 mL)、碱式滴定管(50 mL)、滴定台、洗瓶、烧杯(50 mL、150 mL)、滴管、洗耳球、玻璃棒等。

(2) 试剂:浓盐酸(相对密度1.19,分析纯)、10 mol·L^{-1} NaOH 溶液、甲基橙指示剂等。

四、实验步骤

1. 近似 0.1 mol·L^{-1} HCl 溶液及 0.1 mol·L^{-1} NaOH 溶液的配制

(1) 计算配制 0.1 mol·L^{-1} HCl 溶液 400 mL 需用浓盐酸的体积(mL)。

(2) 用 10 mL 量筒量取计算体积的浓盐酸,倒入具有玻璃塞而洁净的 500 mL 试剂瓶内,加蒸馏水至 400 mL,塞好玻璃塞,充分摇匀,贴上标签(写明试剂名称、班级、姓名及配制日期)。

(3) 用 10 mL 量筒取 10 mol·L^{-1} NaOH 溶液 4 mL,倒入具有橡皮塞而洁净的 500 mL 试剂瓶内,加蒸馏水 400 mL,塞好橡皮塞,充分摇匀,贴上标签(写明试剂名称、班级、姓名及配制日期)。

2. 酸碱标准溶液浓度的比较

(1) 分别将酸式、碱式滴定管洗净,并检查是否漏水。

(2) 若不漏水,则用上述新配制的 0.1 mol·L^{-1} HCl 溶液润洗酸式滴定管 2～3次(每次约用 5 mL),洗液分别从滴定管两端弃去,然后将滴定管装满 0.1 mol·L^{-1} HCl 溶液,赶去尖端的气泡。碱式滴定管用上述新配制的0.1 mol·L^{-1} NaOH 溶液按上述类似方法处理后,装入 0.1 mol·L^{-1} NaOH 溶液。

(3) 调节滴定管内溶液的凹液面在"0"刻度或稍低于"0"刻度处,静置 1 min,在实验报告上准确记录最初读数(准确读取至小数点后第二位数字)。

(4) 由滴定管中放出碱液约 25 mL 于 250 mL 锥形瓶内,加入甲基橙指示剂 2 滴,此时,溶液呈黄色,静置 1 min,准确记录碱式滴定管中的最终读数。

(5) 由酸式滴定管将酸液滴入装有碱液的 250 mL 锥形瓶中,不断摇动锥形瓶,使溶液混匀,将近终点时,用洗瓶中的蒸馏水淋洗锥形瓶内壁,把溅起附着在内壁上的溶液冲下,继续从滴定管中逐渐滴入 HCl 溶液,直至溶液恰至橙色,即为终点,准确记录酸式滴定管的最终读数。

(6) 重复上述操作两次,计算 HCl 溶液和 NaOH 溶液的体积比。

五、思考题

(1) 酸式滴定管在使用前需要作何检查? 如发现漏水将如何处理?

(2) 滴定管的读数规则是什么?

(3) 如果滴定管中装有色溶液,那么滴定读数应如何进行?

实验七　HCl 标准溶液浓度的标定

一、目的要求

(1) 掌握用基准物质标定 HCl 标准溶液的方法。

(2) 巩固滴定操作技术。

二、实验原理

用一级标准物质(或称基准物质)来确定未知浓度的标准溶液的操作过程,称为标定。

标定 HCl 溶液的基准物质常用分析纯的无水 Na_2CO_3。滴定到达化学计量点时,溶液呈酸性,可选用甲基橙作指示剂,溶液由黄色变成橙色即为终点。

根据

$$c_{HCl}V_{HCl} = \frac{\frac{25.00}{250.0}m_{Na_2CO_3}}{M_{\frac{1}{2}Na_2CO_3}} \times 1000$$

即可算出 HCl 溶液的准确浓度。式中的 $m_{Na_2CO_3}$ 为每次滴定所用的 Na_2CO_3 的质量(g);$M_{\frac{1}{2}Na_2CO_3}$ 为 $\frac{1}{2}Na_2CO_3$ 的摩尔质量$(g \cdot mol^{-1})$;V_{HCl} 为每次滴定时所消耗 HCl 标准溶液的体积(mL);c_{HCl} 为所求 HCl 溶液的准确浓度$(mol \cdot L^{-1})$。

标定 NaOH 溶液的基准物质常用分析纯的邻苯二甲酸氢钾$(KHC_8H_4O_4)$或草酸$(H_2C_2O_4 \cdot 2H_2O)$。

三、仪器与试剂

(1) 仪器:量筒(10 mL、100 mL、500 mL)、试剂瓶(500 mL)、酒精灯、锥形瓶(250 mL)、酸式滴定管(50 mL)、分析天平、滴定台、洗瓶、烧杯(50 mL)、滴管、容量瓶(250 mL)、移液管(25 mL)、洗耳球、玻璃棒等。

(2) 试剂:浓盐酸(相对密度 1.19,分析纯)、10 mol·L^{-1} NaOH 溶液、无水 Na$_2$CO$_3$(固体,分析纯)、甲基橙指示剂等。

四、实验步骤

1. Na$_2$CO$_3$基准物质溶液的配制

在分析天平上精确称取在 105 ℃ 干燥至恒重的无水碳酸钠 2.2000～2.5000 g,置于洁净的 50 mL 烧杯中,加入蒸馏水 30 mL,用玻璃棒小心搅拌,使之溶解。然后用玻璃棒引流将溶液转移至 250 mL 容量瓶中,用少量的蒸馏水淋洗烧杯 2～3 次,每次淋洗液均转移至容量瓶中,再加蒸馏水至接近容量瓶标线,用滴管小心加入蒸馏水至标线,盖紧瓶塞,充分摇匀。

2. HCl 溶液浓度的标定

(1) 将洁净的酸式滴定管,用少量实验六配制好的近似 0.1 mol·L^{-1} 的 HCl 溶液润洗2～3 次,然后装入该 HCl 溶液,使液面恰好在刻度"0"或稍低于刻度"0"处,静置 1 min,在实验报告上准确记录滴定管的最初读数。

(2) 取 25 mL 移液管,用少量上述准确配制的 Na$_2$CO$_3$基准物质溶液润洗 2～3 次后,吸取 Na$_2$CO$_3$溶液 25.00 mL 于锥形瓶中,加甲基橙指示剂 2 滴,均匀混合。

(3) 从滴定管中将 HCl 溶液滴入锥形瓶中,不断振摇锥形瓶,接近滴定终点时,用洗瓶冲洗容器内壁,加热煮沸以除去 CO$_2$,然后继续逐滴加入 HCl 溶液,滴至锥形瓶中溶液由黄色恰变为橙色。静置 1 min,记录滴定管最终读数,前、后两次读数之差即为滴定时所消耗 HCl 溶液的体积(mL)。

(4) 按照上法重复两次,注意每次滴定应从"0"刻度或接近"0"的任一刻度开始,以消除因滴定管刻度不均匀造成的误差(两次滴定中,消耗 HCl 溶液的体积相差不超过 0.05 mL,分别计算出 HCl 溶液的浓度)。

(5) 由 HCl 溶液和 NaOH 溶液的体积比,以及 HCl 溶液的浓度,计算出 NaOH 溶液的准确浓度。

五、思考题

(1) 为什么每次滴定的初读数,都要从"0"或"0"附近的刻度开始?

(2) 下列操作的情况,对标定 HCl 溶液的浓度是否有影响?其结果怎样?

① 装入 HCl 溶液的滴定管没有用 HCl 溶液润洗。

② 滴定管中 HCl 溶液的最初读数应为 0.01 mL,而记录数据时,误记为 0.10 mL。

③ 锥形瓶用 Na$_2$CO$_3$溶液润洗。

实验八　化学反应速率与活化能的测定

一、目的要求

（1）验证浓度、温度、催化剂对反应速率影响的理论。

（2）根据 Arrhenius 方程，学会用作图法测定反应的活化能。

（3）学会刻度吸管的准确操作方法以及在水浴中保持恒温的操作。

二、实验原理

在水溶液中，过硫酸铵与碘化钾发生下列反应：

$$(NH_4)_2S_2O_8 + 3KI = (NH_4)_2SO_4 + K_2SO_4 + KI_3$$

其离子反应方程式为

$$S_2O_8^{2-} + 3I^- = 2SO_4^{2-} + I_3^- \tag{1}$$

此反应的反应速率（v）与反应物浓度的关系可用下式近似表示：

$$v = \frac{\Delta c_{S_2O_8^{2-}}}{\Delta t} = k(c_{S_2O_8^{2-}})^m(c_{I^-})^n$$

式中：k 为反应速率常数（下同）；$\Delta c_{S_2O_8^{2-}}$ 为一定时间内过硫酸铵浓度的改变量；$c_{S_2O_8^{2-}}$ 和 c_{I^-} 分别为过硫酸铵与碘化钾的浓度。

$m+n$ 为反应级数，根据实验测定 $m=1$，$n=1$，故此反应为二级反应。

为了能测定在一定时间（Δt）内过硫酸铵浓度的改变量 $\Delta c_{S_2O_8^{2-}}$，应在混合 $(NH_4)_2S_2O_8$ 溶液与 KI 溶液的同时加入一些已知浓度的含有淀粉指示剂的 $Na_2S_2O_3$ 溶液，这样，在反应（1）进行的同时也进行着如下反应：

$$2S_2O_3^{2-} + I_3^- = S_4O_6^{2-} + 3I^- \tag{2}$$

在上述两反应中，反应（2）能瞬间完成，反应（1）却慢得多。由于反应（1）生成的 I_2 立即与 $S_2O_3^{2-}$ 作用，生成了无色的 $S_4O_6^{2-}$ 和 I^-，因此，在开始的一段时间内未见 I_2 与淀粉作用显示的蓝色。但一旦 $Na_2S_2O_3$ 耗尽，由反应（1）继续生成的微量碘就迅速与淀粉作用，使溶液显示蓝色。

从反应方程式（1）与（2）可知，反应消耗的 $S_2O_8^{2-}$ 与 $S_2O_3^{2-}$ 的浓度之比为 $1:2$，即

$$\Delta c_{S_2O_8^{2-}} = \frac{\Delta c_{S_2O_3^{2-}}}{2} = \frac{1}{2}c_{S_2O_3^{2-}}$$

式中：$\Delta c_{S_2O_3^{2-}}$ 为 $S_2O_3^{2-}$ 在 Δt 时间内的浓度改变量。

由于在 Δt 时间内 $S_2O_3^{2-}$ 全部耗尽，剩余浓度为零，故此时消耗的 $(NH_4)_2S_2O_8$ 实际上是反应开始时 $Na_2S_2O_3$ 浓度的 1/2。

因此
$$\frac{\Delta c_{S_2O_8^{2-}}}{\Delta t} = k[S_2O_8^{2-}][I^-]$$

$$k = \frac{\Delta c_{S_2O_8^{2-}}}{\Delta t[S_2O_8^{2-}][I^-]} = \frac{\Delta c_{S_2O_3^{2-}}}{2\Delta t[S_2O_8^{2-}][I^-]}$$

$$v = \frac{\Delta c_{S_2O_8^{2-}}}{\Delta t} = \frac{\Delta c_{S_2O_3^{2-}}}{2\Delta t}$$

式中:$[S_2O_8^{2-}]$和$[I^-]$为相应离子的浓度。

另外,反应速率常数 k 与温度 T、活化能 E_a 之间有如下关系,即 Arrhenius 方程:

$$\lg k = \frac{-E_a}{2.303RT} + C$$

式中:E_a 为活化能;R 为摩尔气体常数。测定在不同温度下的 k 值,以 $\lg k$ 对 $1/T$ 作图,可得一直线,其斜率的计算公式为

$$斜率 = -\frac{E_a}{2.303R}$$

三、仪器与试剂

(1) 仪器:小试管、大试管、恒温水浴箱、刻度吸管(10 mL)、量筒(10 mL)、秒表、温度计、洗耳球等。

(2) 试剂:$0.2\ mol \cdot L^{-1}$ KI 溶液、$0.01\ mol \cdot L^{-1}$ $Na_2S_2O_3$ 溶液、$0.2\ mol \cdot L^{-1}$ $(NH_4)_2SO_4$ 溶液、$0.2\ mol \cdot L^{-1}$ $(NH_4)_2S_2O_8$ 溶液、0.2% 淀粉溶液、$0.02\ mol \cdot L^{-1}$ $Cu(NO_3)_2$ 溶液等。

四、实验步骤

1. 浓度对化学反应速率的影响

按表 4-3 中 1~3 号的用量,用量筒量取 $0.2\ mol \cdot L^{-1}$ KI 溶液与 0.2% 淀粉溶液,另用 10 mL 刻度吸管吸取 $0.01\ mol \cdot L^{-1}$ $Na_2S_2O_3$ 溶液与 $0.2\ mol \cdot L^{-1}$ $(NH_4)_2SO_4$ 溶液,均盛于 50 mL 大试管中并混匀,然后用小试管盛放所需的 $0.2\ mol \cdot L^{-1}$ $(NH_4)_2S_2O_8$ 溶液,待准备就绪后,将大试管和小试管放在 20 ℃恒温水浴箱中水浴 10 min,迅速将 $(NH_4)_2S_2O_8$ 溶液倒入大试管中,立即按动秒表,并摇动大试管。在溶液刚出现蓝色时,立即停止计时,将实验结果填入表 4-3 中。

为了使溶液的离子强度和总体积不变,所减少的 $(NH_4)_2S_2O_8$ 溶液用量可用 $(NH_4)_2SO_4$ 溶液补充。

2. 温度对反应速率的影响

用上述方法,按表 4-3 中 4~6 号的用量量取溶液,将盛有溶液的大试管和小

表 4-3　浓度、温度对反应速率的影响

实 验 编 号		1	2	3	4	5	6	7
试剂用量/mL	$0.2\ mol \cdot L^{-1}$ KI	5	5	5	5	5	5	5
	0.2%淀粉	2	2	2	2	2	2	2
	$0.01\ mol \cdot L^{-1}$ $Na_2S_2O_3$	10	10	10	10	10	10	10
	$0.2\ mol \cdot L^{-1}$ $(NH_4)_2SO_4$	0	1.5	2.5	0	0	0	0
	$0.2\ mol \cdot L^{-1}$ $(NH_4)_2S_2O_8$	5	3.5	2.5	5	5	5	5
起始浓度/$(mol \cdot L^{-1})$	$(NH_4)_2S_2O_8$							
	KI							
	$Na_2S_2O_3$							
反应温度 $T/℃$		室温	室温	室温	15	20	25	10
反应时间 t/s								
反应速率 $v/(mol \cdot L^{-1} \cdot s^{-1})$								
反应速率常数 $k/(mol^{-1} \cdot L \cdot s^{-1})$								
$\lg k$								

试管放在规定温度(6 号在室温下进行)的水浴槽中水浴 10 min 后(使大试管及小试管中溶液的温度与水温一致),将小试管中的$(NH_4)_2S_2O_8$溶液迅速倒入大试管中,立即按动秒表,并不断摇动大试管至溶液刚出现蓝色为止,立即停止计时(注意:大试管仍置于恒温水浴箱中),将实验结果填入表 4-3 中。

3. 活化能的测定

以 $\lg k$ 对 $1/T$ 作图,求得斜率 s,用以计算活化能。

4. 催化剂对反应速率的影响

在 20 ℃下用上述方法按表 4-3 中 7 号的用量量取试剂,但在大试管的混合溶液中再加入 $0.02\ mol \cdot L^{-1}$ $Cu(NO_3)_2$ 溶液 3 滴,混匀后迅速加入$(NH_4)_2S_2O_8$溶液,立即记录时间,不断摇动大试管至刚出现蓝色,记下时间。

将 7 号管的实验结果与 1 号管的实验结果进行比较,得出结论。

五、思考题

(1) 为什么溶液出现蓝色的时间与溶液的量有关? 如果每次实验加入量不同,对本实验有何影响?

(2) 当反应溶液出现蓝色时,是否意味着反应已经停止?

(3) 为什么在各种不同浓度时的反应速率不同,而反应速率常数则基本不变?

(4) 为什么实验的温度不宜超过 30 ℃?

实验九　氧化还原与电极电位

一、目的要求

(1) 定性比较电极电位的高低。

(2) 熟悉常见的氧化剂和还原剂。

(3) 了解影响氧化还原反应的因素。

二、实验原理

氧化还原反应是组成原电池的两个氧化还原电对之间传递电子的反应,每个电对给出或接受电子的能力取决于该电对电极电位的高低。在氧化还原反应中,氧化还原电对电极电位的高低可以用 Nernst 方程表示:

$$E = E^{\ominus} + \frac{RT}{nF}\ln\frac{[氧化态]}{[还原态]}$$

式中:$E^{\ominus}$ 为标准电极电位,其大小取决于氧化还原反应电极的本性;R 为摩尔气体常数;T 为绝对温度;F 为法拉第常数;n 为电极反应中得失的电子数。

而影响电极电位 E 的其他因素,如浓度、介质酸度、沉淀生成、配位反应等可通过影响浓度项来影响氧化还原电对的电极电位大小。

催化剂可以改变反应的活化能,也可以改变氧化还原反应的速率,但不能改变化学平衡。

三、仪器与试剂

(1) 仪器:小试管、酒精灯、烧杯(100 mL)等。

(2) 试剂:$0.1\ mol \cdot L^{-1} KI$ 溶液,$0.1\ mol \cdot L^{-1} FeCl_3$ 溶液,CCl_4,Br_2 水,I_2 水,Cl_2 水,$0.1\ mol \cdot L^{-1} K_3[Fe(CN)_6]$ 溶液,$0.1\ mol \cdot L^{-1} KBr$ 溶液,$0.1\ mol \cdot L^{-1} FeSO_4$ 溶液,$0.1\ mol \cdot L^{-1} KSCN$ 溶液,$0.1\ mol \cdot L^{-1} H_2SO_4$ 溶液,$0.1\ mol \cdot L^{-1} H_2O_2$ 溶液,$0.01\ mol \cdot L^{-1} KMnO_4$ 溶液,$NaBiO_3$(固体),$0.01\ mol \cdot L^{-1}$、$0.2\ mol \cdot L^{-1} MnSO_4$ 溶液,Zn 粒,$0.2\ mol \cdot L^{-1}$、$6\ mol \cdot L^{-1}$、$16\ mol \cdot L^{-1} HNO_3$ 溶液,$0.05\ mol \cdot L^{-1} Na_2S_2O_3$ 溶液,$0.05\ mol \cdot L^{-1} I_2$ 溶液,$0.1\ mol \cdot L^{-1} HgCl_2$ 溶液,$0.2\ mol \cdot L^{-1} SnCl_2$ 溶液,$6\ mol \cdot L^{-1} NaOH$ 溶液,$0.1\ mol \cdot L^{-1} KIO_3$ 溶液,$0.01\ mol \cdot L^{-1} Na_2SO_3$ 溶液,$0.2\ mol \cdot L^{-1} ZnSO_4$ 溶液,$2\ mol \cdot L^{-1} H_2C_2O_4$ 溶液,$3\ mol \cdot L^{-1} NH_4F$ 溶液等。

四、实验步骤

1. 定性比较电极电位的高低

（1）在试管中加入 0.1 mol·L^{-1}KI 溶液 1 滴和 0.1 mol·L^{-1}FeCl$_3$ 溶液 2 滴，振荡后有何现象？再加入 10 滴 CCl$_4$，充分振荡，CCl$_4$ 层的颜色有何变化？试管中发生什么反应？再往溶液中加入 0.1 mol·L^{-1}K$_3$[Fe(CN)$_6$]溶液 2 滴，观察现象，写出反应式。

用 0.1 mol·L^{-1}KBr 溶液代替 0.1 mol·L^{-1}KI 溶液进行相同的实验，能否发生反应？为什么？

（2）在试管中加入 0.1 mol·L^{-1}FeSO$_4$ 溶液 10 滴，再加入数滴 Br$_2$ 水，振荡后滴加 0.1 mol·L^{-1}KSCN 溶液，此溶液呈何种颜色？试管中发生了什么反应？

用 I$_2$ 水代替 Br$_2$ 水进行相同的实验，能否发生该反应？为什么？

根据以上实验，定性比较 I$_2$-I$^-$、Br$_2$-Br$^-$ 和 Fe^{3+}-Fe^{2+} 三个氧化还原电对的电极电位的高低，并指出何者为强氧化剂，何者为强还原剂。

2. 常见的氧化剂和还原剂的反应

（1）H$_2$O$_2$ 的氧化性：在试管中加入 0.1 mol·L^{-1}KI 溶液 10 滴，再加入 2～3 滴 0.1 mol·L^{-1}H$_2$SO$_4$ 溶液酸化，然后逐滴加入 0.1 mol·L^{-1}H$_2$O$_2$ 溶液，振荡试管并观察现象。写出反应式。

（2）KMnO$_4$ 的氧化性：在试管中加入 0.01 mol·L^{-1}KMnO$_4$ 溶液 10 滴，再加入 10 滴 0.1 mol·L^{-1}H$_2$SO$_4$ 溶液酸化，然后逐滴加入 0.1 mol·L^{-1}FeSO$_4$ 溶液，振荡试管并观察现象。写出反应式。

（3）NaBiO$_3$ 的氧化性：在试管中加入 0.01 mol·L^{-1}MnSO$_4$ 溶液 10 滴，再加入 10 滴 6 mol·L^{-1}HNO$_3$ 溶液酸化，然后加入少许固体 NaBiO$_3$ 搅拌，静置片刻，观察上清液的颜色变化，写出反应式。

（4）Na$_2$S$_2$O$_3$ 的还原性：在试管中加入 0.05 mol·L^{-1}Na$_2$S$_2$O$_3$ 溶液 10 滴，然后逐滴加入 0.05 mol·L^{-1}I$_2$ 溶液。解释所观察到的现象，写出反应式。

（5）SnCl$_2$ 的还原性：在试管中加入 0.1 mol·L^{-1}HgCl$_2$ 溶液 5 滴，然后加入 0.2 mol·L^{-1}SnCl$_2$ 溶液 1～2 滴，观察生成沉淀的颜色，写出反应式。继续滴加 SnCl$_2$ 溶液，沉淀转变为何种颜色？解释所观察到的现象，写出反应式。

（6）KI 的还原性：在试管中加入 0.1 mol·L^{-1}KI 溶液 10 滴，逐滴加入 Cl$_2$ 水，边加边振荡试管，注意观察溶液颜色的变化，继续滴加 Cl$_2$ 水，溶液颜色又有何变化？写出反应式。

3. 影响氧化还原反应的因素

（1）浓度对氧化还原反应的影响：在两支各盛有一粒锌的试管中，分别加入

16 mol·L⁻¹ HNO₃ 溶液 1 mL、0.2 mol·L⁻¹ HNO₃ 溶液 1 mL，观察所发生的现象，不同浓度的 HNO₃ 溶液与 Zn 作用的反应产物和反应速率有何不同？

(2) 介质酸度对氧化还原反应的影响。

① 介质酸度对氧化还原反应方向的影响：在试管中加入 0.1 mol·L⁻¹ KI 溶液 1 mL，再加入 5 滴 0.1 mol·L⁻¹ H₂SO₄ 溶液酸化，然后滴加 0.1 mol·L⁻¹ KIO₃ 溶液，振荡并观察现象，写出反应式。继续往试管中滴加 6 mol·L⁻¹ NaOH 溶液，使溶液呈碱性，振荡后又有何现象？写出反应式。试说明介质对氧化还原反应方向的影响。

② 介质酸度对氧化还原反应产物的影响：取三支试管，各加入 0.01 mol·L⁻¹ KMnO₄ 溶液 5 滴。然后向第一支试管中加入 0.1 mol·L⁻¹ H₂SO₄ 溶液 10 滴，向第二支试管中加入蒸馏水 10 滴，向第三支试管中加入 6 mol·L⁻¹ NaOH 溶液 10 滴，分别摇匀后再各逐滴加入 0.1 mol·L⁻¹ Na₂SO₃ 溶液，观察各管中溶液颜色的变化并写出反应式。

(3) 沉淀生成对氧化还原反应的影响：在试管中加入 0.1 mol·L⁻¹ KI 溶液 10 滴和 0.1 mol·L⁻¹ K₃[Fe(CN)₆] 溶液 5 滴，混匀后再加入 10 滴 CCl₄，充分振荡，观察 CCl₄ 层的颜色，有无变化？然后加入 0.2 mol·L⁻¹ ZnSO₄ 溶液 5 滴，充分振荡，观察现象并加以解释。根据 $E^{\ominus}$ 值判断，I⁻ 能否还原 [Fe(CN)₆]³⁺？

(4) 催化剂对氧化还原反应速率的影响：H₂C₂O₄ 和 KMnO₄ 溶液在酸性介质中能发生如下反应：

$$5H_2C_2O_4 + 2MnO_4^- + 6H^+ \Longrightarrow 2Mn^{2+} + 10CO_2 \uparrow + 8H_2O$$

根据这个反应所计算出的电池电动势虽大，但反应速率较慢。Mn²⁺ 对此反应有催化作用。随着离子的产生，反应速率变快。若加入 F⁻ 将 Mn²⁺ 掩蔽起来，则反应速率仍旧较慢。

取三支试管，各加入 2 mol·L⁻¹ H₂C₂O₄ 溶液 1 mL，0.1 mol·L⁻¹ H₂SO₄ 溶液 5 滴，然后向第一支试管中加入 0.2 mol·L⁻¹ MnSO₄ 溶液 2 滴，向第三支试管中加入 3 mol·L⁻¹ NH₄F 溶液 5 滴，最后向三支试管中各加入 0.01 mol·L⁻¹ KMnO₄ 溶液 2 滴，混匀，观察三支试管中紫红色褪去的快慢情况。必要时，可用小火加热进行比较。

五、思考题

(1) H₂O₂ 为什么既可以作为氧化剂，又可以作为还原剂？写出有关电极反应。H₂O₂ 在什么情况下可以作为氧化剂，在什么情况下可以作为还原剂？

(2) K₂Cr₂O₇ 与 HCl 作用生成 Cr³⁺ 和 Cl₂，而 Cl₂ 能把 CrO₂⁻ 氧化成 CrO₄²⁻，这两个反应有无矛盾？为什么？

实验十　$KMnO_4$标准溶液的配制及标定

一、目的要求

(1) 学会 $KMnO_4$ 溶液的配制方法。
(2) 掌握标定 $KMnO_4$ 溶液的方法。

二、实验原理

纯的 $KMnO_4$ 溶液是相当稳定的。但 $KMnO_4$ 试剂中常含有少量 MnO_2 和其他杂质,而且蒸馏水中也常含有微量还原性物质,它们可与 MnO_4^- 反应而析出 MnO_2 和 $MnO(OH)_2$ 沉淀,且 MnO_2 有催化作用,能促进 $KMnO_4$ 分解。此外,热、光、酸、碱等也能促进 $KMnO_4$ 溶液的分解。$Na_2C_2O_4$ 容易提纯,性质稳定,不含结晶水,在 $105\sim110$ ℃烘干约 2 h 并冷却后,就可以使用。

在稀 H_2SO_4 溶液中,将 $Na_2C_2O_4$ 溶液加热至 $70\sim80$ ℃,MnO_4^- 能与 $C_2O_4^{2-}$ 定量地反应,生成二氧化碳和水,其反应式为

$$2MnO_4^- + 5C_2O_4^{2-} + 16H^+ =\!=\!= 2Mn^{2+} + 10CO_2\uparrow + 8H_2O$$

在化学计量点时,$KMnO_4$ 溶液的准确浓度 c_{KMnO_4} 可按下式计算:

$$\frac{1}{2}n_{MnO_4^-} = \frac{1}{5}n_{C_2O_4^{2-}}$$

$$\frac{1}{2}c_{KMnO_4}V_{KMnO_4} = \frac{1}{5}\frac{m_{Na_2C_2O_4}}{M_{Na_2C_2O_4}}$$

$$c_{KMnO_4} = \frac{2}{5}\frac{m_{Na_2C_2O_4}}{V_{MnO_4^-} \times M_{Na_2C_2O_4}}$$

三、仪器与试剂

(1) 仪器:台秤、分析天平、锥形瓶(250 mL)、量筒(10 mL、100 mL、500 mL)、煤气灯(或酒精灯)、棕色试剂瓶(550 mL)、漏斗、玻璃纤维、酸式滴定管(50 mL)、滴定台、洗瓶、漏斗架等。

(2) 试剂:$KMnO_4$(固体,分析纯)、$Na_2C_2O_4$(固体,分析纯)、6 mol·L^{-1} H_2SO_4溶液等。

四、实验步骤

1. 0.02 mol·L^{-1} $KMnO_4$溶液的配制

用台秤称取 1.5 g $KMnO_4$,溶于 500 mL 蒸馏水中,置于暗处密闭保存两周

(或经煮沸 15 min 后,冷却,密闭静置 2 d 以上),使溶液中可能存在的还原性物质完全氧化。然后通过玻璃纤维过滤到干燥的棕色试剂瓶中,以待标定。

2. KMnO₄溶液的标定

用分析天平准确称取经 105～110 ℃烘至恒重的 $Na_2C_2O_4$ 三份,每份 0.13～0.15 g,分别置于三个 250 mL 锥形瓶中。各加 50 mL 水及 10 mL 6 mol·L⁻¹ H_2SO_4溶液,并加热至 70～80 ℃,用 $KMnO_4$ 标准溶液滴定至溶液呈微红色并保持半分钟不褪色为止。

实验中 $KMnO_4$ 溶液的准确浓度可以用实验原理中的公式来计算。

五、思考题

(1) 配制 $KMnO_4$ 溶液时,应注意哪些问题?

(2) 为什么要将 $KMnO_4$ 标准溶液中 MnO_2 等沉淀过滤掉?为何不能用滤纸而用玻璃纤维过滤?

(3) 用 $KMnO_4$ 标准溶液滴定 $Na_2C_2O_4$ 时,为什么 $Na_2C_2O_4$ 溶液要先加热?为什么温度要控制在 60～90 ℃范围内?

(4) 有哪些因素影响 $KMnO_4$ 法的准确度?

实验十一　　KMnO₄法测定双氧水中 H₂O₂的含量

一、目的要求

(1) 掌握用 $KMnO_4$ 法测定双氧水中 H_2O_2 的含量。

(2) 通过 H_2O_2 含量的测定,加深对 $KMnO_4$ 法特点的理解。

二、实验原理

在稀 H_2SO_4溶液中(室温下),H_2O_2 能定量地被 $KMnO_4$ 氧化。因此,可用 $KMnO_4$ 法直接测定双氧水中 H_2O_2 的含量,其反应式为

$$5H_2O_2 + 2MnO_4^- + 6H^+ = 2Mn^{2+} + 5O_2 \uparrow + 8H_2O$$

开始滴定时,由于无 Mn^{2+} 存在,反应速率较慢,$KMnO_4$ 溶液颜色不易褪掉。随着滴定的进行,由于 Mn^{2+} 的自身催化作用,反应速率加快,故能顺利地滴定到终点。

三、仪器与试剂

(1) 仪器:刻度吸管(5 mL)、容量瓶(250 mL)、锥形瓶(250 mL)、移液管(25 mL)、量筒(10 mL)、酸式滴定管(50 mL)、滴定台、洗瓶、洗耳球等。

（2）试剂：$2\ mol \cdot L^{-1}\ H_2SO_4$ 溶液、原装双氧水、$KMnO_4$ 标准溶液等。

四、实验步骤

用刻度吸管准确吸取 2.00 mL 原装双氧水，转移到 250 mL 容量瓶中并加热，用蒸馏水稀释到刻度，从容量瓶中吸取 25.00 mL 样品置于 250 mL 锥形瓶中，加 $2\ mol \cdot L^{-1}\ H_2SO_4$ 溶液 10 mL，用 $KMnO_4$ 标准溶液滴定至溶液呈微红色并保持半分钟不褪色为止。重复测定两次，根据酸性溶液中 MnO_4^- 与 H_2O_2 的反应式可知，化学计量点时，有

$$\frac{1}{5}n_{H_2O_2} = \frac{1}{2}n_{MnO_4^-}$$

$$n_{H_2O_2} = \frac{5}{2}n_{MnO_4^-}$$

$$\rho_{H_2O_2} = \frac{\frac{5}{2}c_{KMnO_4}V_{KMnO_4}\dfrac{M_{H_2O_2}}{1000}}{V_{样品} \times \dfrac{25.00}{250.0}} \times 100\%$$

式中：$\rho_{H_2O_2}$ 为双氧水浓度（$g \cdot mL^{-1}$）；$V_{样品}$ 为双氧水样品体积（mL）；c_{KMnO_4} 为 $KMnO_4$ 标准溶液的浓度（$mol \cdot L^{-1}$）；V_{KMnO_4} 为滴定消耗的 $KMnO_4$ 标准溶液体积（mL）；$M_{H_2O_2}$ 为双氧水（H_2O_2）的摩尔质量（$g \cdot mol^{-1}$）。

五、思考题

（1）用 $KMnO_4$ 溶液滴定 H_2O_2 时，为什么要在 H_2SO_4 介质中进行？能否在 HNO_3 或 HCl 介质中滴定？用 $KMnO_4$ 法直接滴定双氧水时，有哪些注意事项？

（2）$KMnO_4$ 和 H_2O_2 都是氧化剂，为什么 $KMnO_4$ 能氧化 H_2O_2？试解释之。

附注：工业品双氧水中含少量的有机物，如乙酰苯胺等作稳定剂。这些有机物能与 $KMnO_4$ 作用，使测定结果产生误差。在这种情况下，应改用碘量法进行含量测定。

实验十二　　配位化合物的生成和性质

一、目的要求

（1）了解配位化合物的生成、组成以及配位化合物与复盐的区别。

（2）了解配离子与简单离子的区别。

（3）了解配位平衡与沉淀反应、氧化还原反应以及溶液酸碱性之间的关系。

（4）掌握试管实验，增强观察现象的能力。

二、实验原理

由一个金属离子和一定数目的中性分子或阴离子以配位键结合所形成的复杂离子称为配离子,由配离子形成的化合物称为配位化合物,简称配合物。

配离子在溶液中也能或多或少解离成简单离子(或分子)。例如:

$$[Ag(NH_3)_2]^+ \Longrightarrow Ag^+ + 2NH_3$$

$$K_{is} = \frac{[Ag^+][NH_3]^2}{[[Ag(NH_3)_2]^+]}$$

式中:K_{is} 称为配离子的不稳定常数,它表示配离子解离成简单离子(或成分)的趋势的大小。

配离子的解离平衡也是一种化学平衡,若改变体系的某一条件,如浓度、酸碱性等,平衡将发生移动。

三、仪器与试剂

(1) 仪器:小试管、定性滤纸等。

(2) 试剂:$0.1\ mol \cdot L^{-1}$、$0.5\ mol \cdot L^{-1}$、$2\ mol \cdot L^{-1}$ NaOH 溶液,$6\ mol \cdot L^{-1}$ $NH_3 \cdot H_2O$,$0.01\ mol \cdot L^{-1}$ $AgNO_3$ 溶液,$0.1\ mol \cdot L^{-1}$ NaCl 溶液,$0.1\ mol \cdot L^{-1}$ KI 溶液,无水乙醇,饱和 $CuSO_4$ 溶液,$0.1\ mol \cdot L^{-1}$、$0.25\ mol \cdot L^{-1}$ $HgCl_2$ 溶液,$0.1\ mol \cdot L^{-1}$ KSCN 溶液,$0.1\ mol \cdot L^{-1}$ $K_3[Fe(CN)_6]$ 溶液,$0.1\ mol \cdot L^{-1}$ $(NH_4)Fe(SO_4)_2$ 溶液,$4\ mol \cdot L^{-1}$ NH_4F 溶液,$0.5\ mol \cdot L^{-1}$ $FeCl_3$ 溶液,$0.1\ mol \cdot L^{-1}$ $SnCl_2$ 溶液,$9\ mol \cdot L^{-1}$ H_2SO_4 溶液,$0.1\ mol \cdot L^{-1}$ NaBr 溶液,$0.1\ mol \cdot L^{-1}$ $Na_2S_2O_3$ 溶液,$0.2\ mol \cdot L^{-1}$ $NiSO_4$ 溶液,$0.1\ mol \cdot L^{-1}$ $BaCl_2$ 溶液,$0.25\ mol \cdot L^{-1}$ $CuSO_4$ 溶液等。

四、实验步骤

1. 配位化合物的生成和组成

(1) $[Cu(NH_3)_4]SO_4 \cdot H_2O$ 的生成:取一支试管,加入饱和 $CuSO_4$ 溶液 8～9 滴,再加入 $6\ mol \cdot L^{-1}$ $NH_3 \cdot H_2O$ 1 滴,观察有无沉淀生成。然后加入过量的 $NH_3 \cdot H_2O$,观察现象,写出反应式。

将上述溶液等量分在两支试管中,保留一支试管内的溶液留作步骤 3(1) 使用;另一支试管中逐滴加入无水乙醇至析出晶体,溶液呈混浊为止。静置数分钟,观察溶液底层析出的晶体,写出反应式。

(2) $[HgI_4]^{2-}$ 生成:取一支试管,加入 $0.25\ mol \cdot L^{-1}$ $HgCl_2$ 溶液 2～3 滴。然后滴加 $0.1\ mol \cdot L^{-1}$ KI 溶液,观察有无沉淀生成。再滴入过量的 KI 溶液,观察现象,写出反应式,溶液留作步骤 3(2) 用。

（3）配位化合物的内界和外界：取两支试管，各加入 0.2 mol·L^{-1} $NiSO_4$ 溶液 10 滴，然后在这两支试管中分别加入少量 0.1 mol·L^{-1} $BaCl_2$ 溶液和 0.1 mol·L^{-1} NaOH 溶液，观察现象，写出反应式。

另取一支试管，加入 0.2 mol·L^{-1} $NiSO_4$ 溶液 20 滴，再逐滴加入 6 mol·L^{-1} NH_3·H_2O。边加边振荡试管，待生成的沉淀完全溶解后再适当多加些 NH_3·H_2O。将此溶液等量分装于两支试管中，其中一支试管加入少量 0.1 mol·L^{-1} $BaCl_2$溶液，在另一支试管中加入少量 0.1 mol·L^{-1} NaOH 溶液，观察现象，根据实验结果，解释配位化合物的内界和外界的组成。

2. 配位化合物与复盐的区别

$K_3[Fe(CN)_6]$ 与 $(NH_4)Fe(SO_4)_2$ 的区别：取两支试管，在一支试管中加入 0.1 mol·L^{-1} $K_3[Fe(CN)_6]$ 溶液 10 滴，在另一支试管中加入 0.1 mol·L^{-1} $(NH_4)Fe(SO_4)_2$溶液 10 滴，然后在两支试管中分别逐滴加入 0.1 mol·L^{-1} KSCN 溶液，观察两管内有何变化，说明产生不同现象的原因，写出反应式。

3. 配离子与简单离子的区别

（1）Cu^{2+} 与 $[Cu(NH_3)_4]^{2+}$ 的区别：取两支试管，在一支试管中加入 0.25 mol·L^{-1} $CuSO_4$溶液 5 滴，在另一支试管中加入步骤 1（1）中已制备的 $[Cu(NH_3)_4]SO_4$溶液 5 滴，然后各加入 0.5 mol·L^{-1} NaOH 溶液 2 滴。观察试管内有何变化，说明产生不同现象的原因，写出反应式。

（2）Hg^{2+} 与 $[HgI_4]^{2-}$ 的区别：取两支试管，在一支试管中加入 0.25 mol·L^{-1} $HgCl_2$溶液 5 滴，在另一支试管中加入步骤 1（2）中已制备的 $[HgI_4]^{2-}$溶液 5 滴，然后加入 0.1 mol·L^{-1}KI 溶液 2 滴。观察两支试管的实验现象有何不同，并给以解释。

4. 配离子稳定性的比较

取两支试管，各加入 0.01 mol·L^{-1} $AgNO_3$溶液 1～2 滴，在一支试管中加入 0.1 mol·L^{-1} $Na_2S_2O_3$溶液，直到生成的沉淀又溶解后，再过量加入 2 滴，在另一支试管中逐滴加入 6 mol·$L^{-1}$$NH_3$·$H_2O$，待生成的沉淀又溶解后，再过量加入 2 滴，然后向两支试管内各加入数滴 0.1 mol·L^{-1}NaBr 溶液。观察是否都有沉淀产生，比较两种配离子稳定性的相对大小，并解释之。

5. 配位平衡的移动

（1）配位平衡与沉淀-溶解平衡的关系：取一支试管，加入 0.01 mol·L^{-1} $AgNO_3$溶液 5 滴，再加入 6 mol·L^{-1} NH_3·H_2O 15 滴，将此溶液等量分在两支试管中，在一支试管中加入 0.1 mol·L^{-1} KI 溶液 2～3 滴，而在另一支试管中加入 0.1 mol·L^{-1} NaCl 溶液 2～3 滴，观察两支试管中有无沉淀生成。试根据溶度积的大小，解释实验现象，并写出反应式。

(2) 配位平衡与氧化还原反应的关系:取一支试管,加入 0.1 mol·L⁻¹ HgCl₂ 溶液 5 滴,并逐滴加入 0.1 mol·L⁻¹ SnCl₂溶液。观察沉淀的生成与颜色的变化,写出反应式。

另取一支试管,加入 0.1 mol·L⁻¹ HgCl₂ 溶液 5 滴,逐滴加入 0.1 mol·L⁻¹ KI 溶液至红色沉淀消失后再过量加入几滴,然后逐滴加入 0.1 mol·L⁻¹ SnCl₂溶液,所得结果与上述实验相比有何不同? 给以解释。

(3) 配位平衡与介质的酸碱性的关系:取一支试管,加入 0.5 mol·L⁻¹ FeCl₃ 溶液 15 滴,再逐滴加入 4 mol·L⁻¹ NH₄F 溶液至呈无色,将此溶液等量分成两份,分别滴加 2 mol·L⁻¹ NaOH 溶液和 9 mol·L⁻¹ H₂SO₄溶液(反应会产生 HF,最好在通风橱内进行)。观察现象,并写出有关反应式。

五、思考题

(1) 总结本实验中所观察到的现象,说明有哪些因素影响配位平衡。

(2) 在有过量氨存在的[Cu(NH₃)₄]²⁺溶液中,加入 NaOH 或 HCl 稀溶液,各对配离子有何影响?

实验十三　邻二氮菲分光光度法测定微量铁

一、目的要求

(1) 理解分光光度法的原理。
(2) 掌握用邻二氮菲分光光度法测定铁。
(3) 熟练使用 722S 型分光光度计。

二、实验原理

邻二氮菲是目前应用于测定微量铁的较好试剂,在 pH 2~9 的溶液中,与 Fe^{2+} 反应生成稳定的红色配合物,反应如下:

红色配合物 $\lg k_{稳}=21.3$,摩尔吸光系数 $\varepsilon=1.1\times10^4$ L·mol⁻¹·cm⁻¹,最大吸收波长(λ_{max})为 508 nm。在上述 pH 值范围内,配合物十分稳定,溶液经长时间

放置,色泽也不发生显著变化,可以很好地服从朗伯-比尔定律。本方法的选择性也很高。

参加上述反应的铁必须是亚铁状态,因此,在显色前要加入还原剂,例如盐酸羟胺,反应如下:

$$2Fe^{3+} + 2NH_2OH + 2OH^- \longrightarrow 2Fe^{2+} + N_2 \uparrow + 4H_2O$$

三、仪器与试剂

(1) 仪器:722S 型分光光度计、容量瓶(50 mL)、刻度吸管(2 mL、5 mL、10 mL)、洗耳球等。

(2) 试剂:2000 $\mu mol \cdot L^{-1}$ Fe^{+2} 标准溶液、新配制的 8 mmol $\cdot L^{-1}$ 邻二氮菲溶液、临用时配制的 1.5 mol $\cdot L^{-1}$ 盐酸羟胺溶液、1 mol $\cdot L^{-1}$ NaAc 溶液、待测铁溶液等。

四、实验步骤

1. 标准曲线的制作

在 6 只 50 mL 容量瓶中,用刻度吸管分别加入 0 mL、0.40 mL、0.80 mL、1.20 mL、1.60 mL、2.00 mL Fe^{2+} 标准溶液(含铁 2000 $\mu mol \cdot L^{-1}$),分别加入 1.5 mol $\cdot L^{-1}$ 盐酸羟胺溶液 1 mL,8 mmol $\cdot L^{-1}$ 邻二氮菲溶液 2 mL 和 1 mol $\cdot L^{-1}$ NaAc 溶液 5 mL,加水稀释至标线,摇匀。在 508 nm 波长处,用 10 mm 比色皿,以试剂溶液为参比溶液,测定各瓶溶液的吸光度。以吸光度(A)为纵坐标,以 Fe^{2+} 的浓度($\mu mol \cdot L^{-1}$)为横坐标,作标准曲线。

2. 未知液测定

用刻度吸管吸取待测铁溶液 10 mL,注入 50 mL 容量瓶中,加入 1.5 mol $\cdot L^{-1}$ 盐酸羟胺溶液 1 mL、8 mmol $\cdot L^{-1}$ 邻二氮菲溶液 2 mL、1 mol $\cdot L^{-1}$ NaAc 溶液 5 mL,加水稀释至标线,摇匀,在 508 nm 波长处,用 10 mm 比色皿,以试剂溶液为参比溶液,测定未知溶液的吸光度。根据测得的吸光度(A)的大小,在标准曲线上查出未知溶液的浓度,并计算出原来试样中 Fe^{2+} 的浓度($\mu mol \cdot L^{-1}$)。

五、注意事项

2000 $\mu mol \cdot L^{-1}$ Fe^{2+} 标准溶液配制方法:准确称取 0.7842 g $(NH_4)Fe(SO_4)_2 \cdot 6H_2O$,置于 250 mL 烧杯中,加入 6 mol $\cdot L^{-1}$ HCl 溶液 120 mL 和少量水,溶解后,转入 1000 mL 容量瓶中,加水稀释至标线,摇匀。

取上述 Fe^{2+} 标准溶液 10 mL,加 6 mol $\cdot L^{-1}$ HCl 溶液 10 mL,稀释至 100 mL,摇匀,可作为待测铁溶液用。

六、思考题

为什么要控制被测溶液的吸光度最好在 0.2～0.7 的范围内？怎样控制？

实验十四　溶胶的制备、净化和性质

一、目的要求

(1) 了解溶胶的制备和净化方法。
(2) 熟悉溶胶的光学、电学性质及溶胶的聚沉现象。

二、实验原理

溶胶是一种多相分散体系，它是介于真溶液和悬浊液之间的分散系。溶胶具有以下基本特征：①它是多相体系，相界面大，胶粒直径为 1～100 nm；②它是动力学稳定体系；③它是热力学不稳定体系。

制备溶胶的方法有分散法和凝聚法。制得的溶胶中，常会有一些低相对分子质量的溶质及电解质等杂质，可用透析法使溶胶净化。

溶胶的光学性质是对光产生散射作用(当一束光线通过溶液，在光束的垂直方向可以观察到一个光柱)，这种溶胶的散射作用称为丁达尔(又译丁铎尔)效应。

胶粒表面带有电荷，具有双电层结构，所以溶胶分散粒子在外电场作用下，可以向带相反电荷的电极方向泳动，这种现象称为电泳。

溶胶是热力学不稳定体系，溶胶有自动聚结变大的趋势而沉降。向溶胶中加入一定量电解质后就能使它聚沉。聚沉能力的大小通常用沉降值表示。沉降值是使溶胶发生聚沉所需电解质的最小浓度值，其单位用 mol·L^{-1} 表示。两种带有相反电荷的溶胶也可以发生聚沉。加热也可降低溶胶的稳定性。

向溶胶中加入高分子溶液(如动物胶)，可以增强溶胶的稳定性，即高分子溶液对溶胶有保护作用。但是如果加入的量很少，则不但不能起保护作用，反而降低其稳定性，促使其聚沉，这种现象称为敏化作用。

三、仪器与试剂

(1) 仪器：电泳管及电泳仪、观察丁达尔效应的装置、烧杯(100 mL)、量筒(10 mL、50 mL)、试管(10 mL，5 个)、玻璃棒、煤气灯(或酒精灯)、透析袋、层析缸、滴管等。

(2) 试剂：0.1 mol·L^{-1} FeCl$_3$ 溶液、0.4% 酒石酸锑钾溶液、0.1 mol·L^{-1} KSCN 溶液、0.0004 mol·L^{-1} HCl 溶液、0.005 mol·L^{-1} NaCl 溶液、0.005 mol·L^{-1}

$CaCl_2$ 溶液、0.005 mol • L^{-1} $AlCl_3$ 溶液、1%动物胶溶液、饱和 H_2S 溶液、5%NaCl 溶液、0.1 mol • L^{-1} $AgNO_3$ 溶液等。

四、实验步骤

1. 溶胶的制备

(1) 用水解反应制备 $Fe(OH)_3$ 溶胶：在 100 mL 烧杯中，放入 30 mL 蒸馏水，加热至沸，慢慢地滴入 0.1 mol • L^{-1} $FeCl_3$ 溶液 5 mL，并不断搅拌，加完后继续煮沸 1~2 min，则有红棕色 $Fe(OH)_3$ 溶胶生成。写出反应式及胶粒的结构，制得的 $Fe(OH)_3$ 溶胶备用。

(2) 用复分解反应制备 Sb_2S_3 溶胶：在 100 mL 烧杯中盛放 0.4%酒石酸锑钾溶液 50 mL，然后滴加饱和 H_2S 溶液，并适当搅拌，直到液体变成橙色为止。写出反应式，制得的 Sb_2S_3 溶胶备用。

2. 溶胶的净化、透析

将制得的 $Fe(OH)_3$ 溶胶注入透析袋中，用线拴住袋口，置于盛有蒸馏水的烧杯中，每隔 20 min 换一次水，同时分别用 $AgNO_3$ 溶液和 KSCN 溶液检测水中的 Cl^- 和 Fe^{3+}。透析至不能检出 Cl^- 和 Fe^{3+} 为止。

3. 溶胶的光学性质和电学性质

(1) 溶胶的光学性质——丁达尔效应。

将制得的 $Fe(OH)_3$ 溶胶和 Sb_2S_3 溶胶分别放入层析缸中，对准光束，观察丁达尔现象。

(2) 溶胶的电学性质——电泳。

U 形管是简单的电泳管。首先将 U 形管用铬酸洗液及蒸馏水洗净并烘干，注入制备的 Sb_2S_3 溶胶，然后分别在两侧管内的溶胶面上小心地注入 0.0004 mol • L^{-1} HCl 溶液，使溶胶与溶液间有明显的界面（界面不清时应重做）。在 U 形管的两端各插一根铂电极，接通直流电，缓慢调节电压，过一段时间后，即可看到溶胶界面发生移动，根据移动方向，判断溶胶所带电荷的电性。

用同样的方法进行 $Fe(OH)_3$ 溶胶的电泳实验，观察结果。

4. 溶胶的聚沉

(1) 取三支干燥试管，每支试管中各加入 Sb_2S_3 溶胶 1 mL，边振荡边向 1 号试管中滴加 0.005 mol • L^{-1} $CaCl_2$ 溶液，向 2 号试管中滴加 0.005 mol • L^{-1} NaCl 溶液，向 3 号试管中滴加 0.005 mol • L^{-1} $AlCl_3$ 溶液，均至溶液刚呈现混浊为止。记下加入每种电解质溶液引起溶胶发生聚沉所需的最小量，估算每种电解质的聚沉值。简要说明所需电解质溶液的数量和它们的阳离子电荷的关系。

(2) 取一支试管，分别加入 $Fe(OH)_3$ 溶胶和 Sb_2S_3 溶胶各 2 mL，混合并振荡试管,观察所出现的现象,并解释之。

(3) 取一支试管,加入 Sb_2S_3 溶胶 2 mL,加热至沸,观察有何变化,并加以解释。

5. 动物胶的保护作用和敏化作用

(1) 保护作用:取两支试管,在一支试管中加入 1‰动物胶溶液 5 mL,在另一支试管中加入蒸馏水 1 mL,然后在每支试管中加入 Sb_2S_3 溶胶 5 mL,并小心振荡试管,约 3 min 后,再向每支试管中加入 5% NaCl 溶液,摇匀,观察两支试管中的聚沉现象有何差别,试说明出现差别的原因。

(2) 敏化作用:取两支试管,各加入 Sb_2S_3 溶胶 5 mL,在一支试管中加入 1‰动物胶溶液 2 滴,在另一支试管中加入 5% NaCl 溶液 1 mL,摇匀,观察两支试管中的聚沉现象,试说明聚沉现象不同的原因。

五、思考题

(1) 写出制备 $Fe(OH)_3$ 溶胶、Sb_2S_3 溶胶的反应式和相关的胶粒结构。

(2) 溶胶的制备中,如果改变条件,即① 把 $FeCl_3$ 溶液加到冷水中;② 把 15 mol·$L^{-1}Na_2S$ 溶液加到浓酒石酸锑钾溶液中,能否得到 $Fe(OH)_3$ 和 Sb_2S_3 溶胶? 为什么?

(3) 溶胶为什么稳定? 如何破坏胶体? 举出两个日常生活中或生产上应用和破坏胶体的例子。

实验十五　高锰酸钾的吸收光谱

一、目的要求

(1) 掌握吸收光谱曲线的绘制方法。

(2) 了解同一物质不同浓度溶液的吸收光谱曲线的特征及最大吸收波长 (λ_{max})在分析化学上的意义。

二、实验原理

物质对光的吸收是有选择性的。当一束光通过某物质溶液时,除一部分被物质反射外,一部分光被物质吸收,还有一部分光则透过溶液。根据朗伯-比尔定律,物质吸光度(A)的大小与其溶液浓度(c)成正比:

$$A=abc$$

式中:a 为吸光系数;b 为液层厚度。

由于各种不同波长的光被物质吸收的程度不同,因此在定量分析中,常在液层厚度和溶液浓度不变的情况下用各种不同波长及其对应的吸光度作图，得到吸收光谱曲线，并用该物质最大吸收波长（λ_{max}）进行测定，可提高检测灵敏度。

三、仪器与试剂

（1）仪器：烧杯（100 mL）、小试管、刻度吸管（5 mL）、容量瓶（100 mL）、722S型分光光度计、表面皿（4.5 cm）、分析天平、洗瓶、洗耳球、量筒（10 mL）、玻璃棒等。

（2）试剂：$KMnO_4$（固体，分析纯）、$3\ mol \cdot L^{-1} H_2SO_4$ 溶液等。

四、实验步骤

（1）配制近似 $4 \times 10^{-4}\ mol \cdot L^{-1} KMnO_4$ 溶液。用分析天平准确称量 $KMnO_4$ $0.006 \sim 0.007$ g 于表面皿上。用少量蒸馏水淋洗至 100 mL 烧杯中，加入 $3\ mol \cdot L^{-1} H_2SO_4$ 溶液 1 mL，待 $KMnO_4$ 完全溶解后，将溶液转入 100 mL 容量瓶中，加水稀释至标线，摇匀。

（2）用 5 mL 刻度吸管分别吸取 5 mL 和 2.5 mL 的上述 $KMnO_4$ 溶液，置于两支试管中，各管分别加入蒸馏水稀释至 10 mL。

（3）用 722S 型分光光度计测量步骤（1）和步骤（2）中配制的三种不同浓度的 $KMnO_4$ 溶液吸光度，测量的波长范围为 $460 \sim 600$ nm，每间隔 10 nm 测定一次；$520 \sim 550$ nm，每间隔 $2 \sim 4$ nm 再测定一次。注意每改变一次波长，都需要重新调节"0％"和"100％"。

（4）以吸光度为纵坐标，波长为横坐标作吸收光谱曲线图，标出 λ_{max} 值，观察不同溶液的吸收光谱曲线图形，并解释三种不同 $KMnO_4$ 溶液在 λ_{max} 处的吸光度之间的关系。

五、思考题

为何不同浓度的 $KMnO_4$ 溶液的吸收光谱曲线图形相似？λ_{max} 在定量分析中有何重要意义？

实验十六　$[Fe(SCN)]^{2+}$ 稳定常数的测定

一、目的要求

（1）了解用分光光度法测定配合物组成和稳定常数的原理和方法。

（2）学会 722S 型分光光度计和容量瓶的使用。

(3) 巩固刻度吸管的使用。

二、实验原理

由于中心离子与配体形成的配合物对某一特定波长的光具有吸收作用,因此可采用分光光度法测定配合物的组成和稳定常数(K_s)。例如:

$$M + nL \Longrightarrow ML_n \tag{1}$$

式中:M 为中心离子;L 为配体;ML_n 为配合物(略去所带电荷符号和数量)。

若在配位反应时,其中一种作用物(如[M])浓度固定不变,而另一种作用物(如[L])浓度在变化,这样就会出现一系列不同[L]值时的平衡点。例如:

$$\frac{[ML_n]}{[M][L]^n} = K_s \tag{2}$$

$$\lg \frac{[ML_n]}{[M]} = n\lg[L] + \lg K_s \tag{3}$$

式(3)是直线方程,若以 $\lg([ML_n]/[M])$ 为纵坐标,以 $\lg[L]$ 为横坐标作图,得一直线,其斜率是 n。若[M]∶[L]=1∶n,则 1∶n 就称为配合比。因此,n 可以看作配合物中心离子(M)的配位数。当 $\lg[L]=0$ 时,直线在纵坐标的截距就等于 $\lg K_s$;同样,当 $\lg([ML_n]/[M])=0$ 时,直线在横坐标上的截距乘以 n 即等于 $\lg K_s$。

例如,用一定浓度的金属离子作为中心离子(M),并由少到多逐渐增加加入配体(L)的量,使反应液中含有不同物质的量的 L,分别测得对应的吸光度(A),即可得到图 4-2 的曲线。图中吸光度(A)达到最高点时,即为零点。M 全部被 L 所配位,此时溶液中的[ML_n]与 A_{max} 相当,若 M 只有一部分被配位成 ML_n,则 A 低于 A_{max},此时的[ML_n]与 A 也相当。溶液中剩余而未被配位的[M]与 $A_{max} - A$ 相当。这样,便可得到下面的关系式:

$$\frac{[ML_n]}{[L]} = \frac{A}{A_{max} - A}$$

式中:[L]是溶液中配体的总浓度减去与 M 生成配合物 ML_n 时所消耗的浓度,由于后者所占部分通常比较少,一般忽略不计。

本实验要求测定[Fe(SCN)]$^{2+}$ 的稳定常数,其条件是保持 SCN$^-$ 的浓度为一定值,改变 Fe^{3+} 的浓度,并保证[Fe^{3+}]∶[SCN$^-$]在 1∶1 的条件下生成配离子,即生成[Fe(SCN)]$^{2+}$。溶液中存在下列平衡关系:

$$Fe^{3+} + SCN^- \Longrightarrow [Fe(SCN)]^{2+}$$

$$\frac{[[Fe(SCN)]^{2+}]}{[Fe^{3+}][SCN^-]} = K_s$$

$$\lg \frac{[[Fe(SCN)]^{2+}]}{[SCN^-]} = \lg[Fe^{3+}] + \lg K_s$$

$$\lg \frac{[[Fe(SCN)]^{2+}]}{[SCN^-]} = \lg \frac{A}{A_{max} - A}$$

以 $\lg[A/(A_{max}-A)]$ 对 $\lg[Fe^{3+}]$ 作图,即可求出 K_s,并通过直线斜率求出中心离子与配体的配合比(图 4-3)。

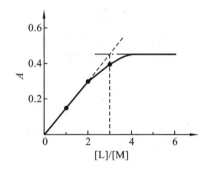

图 4-2　配离子组成吸收图

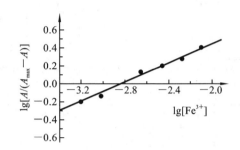

图 4-3　以 $\lg[A/(A_{max}-A)]$ 对 $[Fe^{3+}]$ 作图

三、仪器与试剂

(1) 仪器:722S 型分光光度计、烧杯(25 mL)、容量瓶(50 mL、100 mL)、刻度吸管(1 mL、5 mL、10 mL)、洗耳球等。

(2) 试剂:0.0200 mol·L^{-1} NaSCN 溶液、0.200 mol·L^{-1} Fe(NO$_3$)$_3$ 溶液等。

四、实验步骤

1. 溶液配制

(1) 用刻度吸管吸取 0.0200 mol·L^{-1} NaSCN 溶液 1.0 mL 置于 100 mL 容量瓶中,加入蒸馏水稀释到标线,配制成 2.0×10^{-4} mol·L^{-1} 的 NaSCN 溶液。

(2) 用 6 个 50 mL 容量瓶以 0.200 mol·L^{-1} Fe(NO$_3$)$_3$ 溶液按表 4-4 配成不同浓度的稀 Fe(NO$_3$)$_3$ 溶液各 50 mL。

表 4-4　不同浓度溶液配制

容量瓶编号	1	2	3	4	5	6
0.2000 mol·L^{-1} Fe(NO$_3$)$_3$/mL	0.63	1.25	2.50	5.00	10.00	20.00
稀释	加蒸馏水到标线					
Fe(NO$_3$)$_3$ 的浓度/(mol·L^{-1})	0.00250	0.00500	0.0100	0.0200	0.0400	0.0800

2. 测定吸光度

按表 4-5 所示的体积,准确地混合 NaSCN 和 Fe(NO$_3$)$_3$ 溶液于 6 只洁净的 25

mL 小烧杯中,并假设第 6 只烧杯中的 SCN^- 全部配位成 $[Fe(SCN)]^{2+}$,用 722S 型分光光度计在最大波长 480 nm 处测定各烧杯中溶液的吸光度(A)。

表 4-5　测定吸光度

烧杯编号	1	2	3	4	5	6	7
$[SCN^-]/$ (mol·L^{-1})	2.00×10^{-4}	2.00×10^{-4}	2.00×10^{-4}	2.00×10^{-4}	2.00×10^{-4}	2.00×10^{-4}	2.00×10^{-4}
V_{SCN^-} /mL	5.00	5.00	5.00	5.00	5.00	5.00	5.00
$[Fe^{3+}]/$(mol·L^{-1})	0.0025	0.0050	0.0100	0.0200	0.0400	0.0800	0.00
V_{H_2O}/mL	0.00	0.00	0.00	0.00	0.00	0.00	0.00
$V_{Fe^{3+}}$ /mL	5.00	5.00	5.00	5.00	5.00	5.00	5.00
混合后$[Fe^{3+}]/$ (mol·L^{-1})							
溶液吸光度(A)							
$\lg[A/(A_{max}-A)]$							
$\lg[Fe^{3+}]$							

将相关数据填入表 4-5 中,以 $\lg[A/(A_{max}-A)]$ 为纵坐标,$\lg[Fe^{3+}]$ 为横坐标作图,根据所得实验直线求出 $[Fe(SCN)]^{2+}$ 的 K_s。

五、思考题

(1) 为什么要假设第 6 只烧杯中的 SCN^- 全部转变为 $[Fe(SCN)]^{2+}$?
(2) 怎样计算溶液中 $[Fe(SCN)]^{2+}$ 的浓度?

实验十七　测定溶液渗透压并观察红细胞在低渗、等渗和高渗溶液中的不同形态

一、目的要求

(1) 配制低渗、等渗和高渗溶液并用渗透压计测量其渗透压。
(2) 观察红细胞在低渗、等渗和高渗溶液中的形态。
(3) 用渗透压计测量体液(血清、尿液)的渗透压。

二、实验原理

稀溶液依数性包括溶液的蒸气压下降、溶液的沸点上升、溶液的凝固点降低和

溶液的渗透压,其中尤其以溶液的渗透压测定在临床上最为重要。它对纠正体内水、电解质和酸碱平衡失调起到十分重要的作用。

渗透压的测定方法有采用半透膜的直接测定法和不使用半透膜的间接测定法。由于人体各种体液内除含有蛋白质外,大多含有小分子电解质离子,如 Na^+、K^+ 和 Cl^- 等,因此常用间接法测定。间接测定渗透压的方法有蒸气压下降、沸点上升和凝固点降低等,其中以凝固点降低的操作最为方便,且精度高、测定迅速,特别适合于人体各种体液(如血尿、血清、胃液、脑脊液、唾液等)的测定。

根据拉乌尔凝固点降低原理,任何 1 mol 的难挥发性非电解质溶于 1 kg 水中引起溶液凝固点(冰点)由 0 ℃降低至 −1.857 ℃。而任何 1 mol 电解质溶于水中,其冰点降低值在理论上应是电解质解离的离子数与 1.857 ℃的乘积。但因在一定浓度的电解质溶液中存在离子间的互吸作用,测得的冰点降低值往往小于理论值。因此,在计算电解质溶液渗透压时,还应引进渗透系数(φ)加以校正。对临床的血浆浓度而言,其单位离子的 φ 值在 0.91~0.93 之间,医学上用渗透浓度(单位为 mmol·L^{-1})作为渗透压的单位。在一定温度下,溶液渗透浓度在 280~320 mmol·L^{-1} 范围内用 mmol·kg^{-1}(H_2O)表示,溶液渗透浓度可通过冰点降低而测得。由于溶液渗透压值与冰点降低值呈线性关系,因此,冰点渗透压计已将冰点降低值换算成 mmol·kg^{-1}(H_2O)值而显示出来。

本实验用渗透压计测定所配制的低渗、等渗、高渗溶液和血清、尿液的渗透压值,并在显微镜下观察红细胞在低渗、等渗和高渗溶液中的形态变化。

三、仪器与试剂

(1) 仪器:烧杯(50 mL)、容量瓶(50 mL)、刻度吸管(1 mL)、洗耳球、玻璃棒、干棉花球、洗瓶、小试管、血色素吸管(μL)、注射针(6 号)、分析天平、光学显微镜、FW-5J 简易型冰点渗透压计等。

(2) 试剂:NaCl(固体,分析纯)、70%乙醇溶液、擦镜纸、尿液(新鲜)、血清(新鲜)等。

四、实验步骤

1. 溶液配制

(1) 低渗溶液:准确称取 NaCl 0.31~0.32 g,置于 50 mL 烧杯中,加少量蒸馏水使之溶解,然后小心移入 50 mL 容量瓶中,再用少量蒸馏水淋洗烧杯三次,每次淋洗液应全部转移入容量瓶中,加水稀释至标线,摇匀,配成低渗溶液备用。

(2) 等渗溶液:准确称取 NaCl 0.44~0.46 g,置于 50 mL 烧杯中,按上法配成 50 mL 等渗溶液备用。

(3) 高渗溶液:准确称取 NaCl 1.25~1.30 g,置于 50 mL 烧杯中,按上法配成

50 mL 高渗溶液备用。

2. 溶液和体液的渗透压测定

按照 FW-5J 简易型冰点渗透压计的操作步骤测定所配制的低渗、等渗和高渗溶液以及血清和尿液的渗透压值。每个样品测定三次,取其平均值。

3. 红细胞在低渗、等渗和高渗溶液中的形态观察

用 70％乙醇溶液浸湿的棉花球消毒手指尖皮肤。待干后,用消毒注射针(在小火上烧红即可)很快地刺入皮肤深层并立即拔出。让血液自然流出,形成血滴(切勿用手挤压手指,以免组织液稀释血液),并用干棉花球擦去第一滴血液,用血色素吸管分别吸取血液 10 μL,加入装有 1 mL 低渗、等渗和高渗溶液的三支小试管中,摇匀即得红细胞悬液。

从上述三支小试管中各取 1 滴红细胞悬液于载玻片上,盖上盖玻片,在显微镜下用高倍镜(40×或 45×)观察它们的形态变化。

五、思考题

(1) 渗透浓度的定义是什么? 它的单位与 mmol·kg^{-1}(H$_2$O)有何区别?

(2) 试说明在显微镜下观察到的红细胞在低渗、等渗和高渗溶液中的形态为何不同。

实验十八　　熔点的测定

一、目的要求

(1) 了解测定熔点的意义。
(2) 初步掌握用毛细管测定熔点的方法。

二、实验原理

化合物的熔点是指在常压下该物质的固、液两相达到平衡状态,即固相蒸气压与液相蒸气压相等时的温度。但通常把晶体物质受热后由固态转化为液态时的温度作为该化合物的熔点,纯固体有机化合物一般有固定的熔点。在一定的压力下,固、液两态之间的变化是非常敏锐的,自开始熔化(初熔)至完全熔化(全熔)的温度范围称为熔程(也称为熔距、熔点范围)。若混有杂质,则熔点有明确变化,不但熔程扩大,而且熔点也往往下降。因此,熔点是反映晶体化合物纯度的重要指标。有机化合物熔点一般不超过 350 ℃,较易测定,故可借测定熔点来鉴别未知有机物和判断有机物的纯度。

在鉴定某未知物时,如测得其熔点和某已知物的熔点相同或相近,不能认为它们为同一物质。还需把它们混合,测其混合物的熔点,若熔点仍不变,才能认为它们为同一物质。若混合物熔点降低,熔程增大,则说明它们属于不同的物质。故此种混合熔点实验是检验两种熔点相同或相近的有机物是否为同一物质的最简便方法。

三、仪器与试剂

(1)仪器:提勒管、温度计(200 ℃)、毛细管、玻璃管、玻璃棒、铁架台、铁夹、酒精灯、橡皮圈等。

(2)试剂:液状石蜡、尿素、苯甲酸、尿素-苯甲酸混合物等。

四、实验步骤

1. 熔点管的制备

将毛细管截成 6~8 cm 长,将一端用酒精灯外焰封口。封口时毛细管与外焰成 45°角转动加热以防止将毛细管烧弯、封出疙瘩。

2. 样品的填装

取 0.1~0.2 g 预先研细并烘干的样品,堆积于干净的表面皿上,将熔点管开口一端插入样品堆中,反复数次,就有少量样品进入熔点管中。然后让熔点管在垂直的约 40 cm 的玻璃管中自由落下,使样品紧密堆积在熔点管的下端,反复多次,直到样品高 0.3~0.5 cm 为止,要求装入的样品均匀结实,确保传热迅速均匀。用纸拭去熔点管外的试剂粉末,以免污染提勒管的导热液。每种样品装 2~3 根备用。

3. 仪器装置

测定熔点的方法中以毛细管法最为简便,其装置如图 4-4 所示。此外,还可用显微熔点仪测定,其装置如图 4-5 所示。

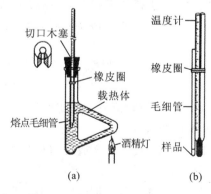

图 4-4 毛细管法测定物质熔点

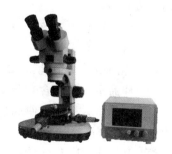

图 4-5 显微熔点仪

将提勒管固定于铁架台上,倒入液状石蜡做浴液,其用量以略高于提勒管的上侧支管口为宜。将装有样品的熔点管用橡皮圈固定于温度计的下端,使熔点管装样品的部分位于水银球的中部。然后将此带有熔点管的温度计,通过有缺口的软木塞小心插入提勒管中,使之与管同轴,并使温度计的水银球位于提勒管两支管的中间。注意:切勿将固定熔点管的橡皮圈浸没于石蜡中。

4. 熔点测定

粗测:慢慢加热提勒管的支管连接处,使温度每分钟上升约 5 ℃。观察并记录样品开始熔化时的温度,此为样品的粗测熔点,可作为精测的参考。

精测:待浴液温度下降约 30 ℃时,将温度计取出,换另一根熔点管,进行精测。开始升温可稍快,当温度升至离粗测熔点约 10 ℃时,控制火焰使每分钟升温不超过 1 ℃。当熔点管中的样品开始塌落、湿润、出现小液滴时,表明样品开始熔化,记录此时温度即样品的初熔温度。继续加热,至固体全部消失变为透明液体时再记录温度,此即样品的全熔温度,样品的熔点表示为 $t_{始熔} \sim t_{全熔}$。要注意在初熔前是否有萎缩或软化、放出气体以及其他分解现象。例如,某物质在 120 ℃时开始萎缩,在 121 ℃时有液滴出现,在 122 ℃时全部液化,应记录如下:熔点 121~122 ℃,120 ℃时萎缩。

熔点测定至少要有两次重复的数据。每一次测定都必须用新的熔点管另装样品,不能将已测过熔点的熔点管冷却,使其中的样品固化后再作第二次测定。因为有时某些物质会部分分解,有些会转变成具有不同熔点的其他结晶形式。测定易升华物质的熔点时,应将熔点管的开口端烧熔封闭,以免升华。

用上述方法分别测定苯甲酸和尿素的熔点,再测两者混合物的熔点。在实验过程中,粗测一次,精测两次。

五、注意事项

(1) 橡皮圈必须始终置于液状石蜡的液面上方,不得接触液状石蜡,以避免其在液状石蜡中膨胀后失去弹性使熔点管滑落,或者橡皮圈内物质溶于液状石蜡,造成石蜡发黄、混浊,影响读数。

(2) 熔点管必须洁净。如含有灰尘等,能产生 4~10 ℃的误差。

(3) 熔点管底未封好时会产生漏管。

(4) 样品粉碎要细,填装要实,否则产生空隙,不易传热,造成熔程变大。

(5) 样品不干燥或含有杂质,会使测得的熔点偏低,熔程变大。

(6) 样品量太少时不便观察,而且测得的熔点偏低;太多时会造成熔程变大,测得的熔点偏高。

(7) 升温速度应慢,让热传导有充分的时间。升温速度过快时,测得的熔点偏高。

（8）熔点管壁太厚，热传导时间长，会导致测得的熔点偏高。

六、思考题

（1）如果毛细管没有密封，会出现什么情况？

（2）橡皮圈要位于什么位置？为什么？

（3）如何控制火焰温度？

（4）接近熔点时升温速度为何要控制得很慢？如升温太快，有什么影响？

（5）是否可以使用第一次测过熔点时已经熔化的有机化合物再作第二次测定呢？为什么？

（6）待测样品取得过多或过少对测定结果有何影响？

七、注释

（1）由于测得的样品熔程不仅受样品纯度影响，而且与样品颗粒粗细、样品数量、样品填装紧密程度、毛细管壁的厚薄以及加热的速度有关，因此样品必须事先干燥、研细成粉，并要紧密、结实地填装在熔点管底部，并使样品有适当的高度，这样才能使传热迅速而均匀，以免影响测定结果。

（2）提勒管测定熔点的优点是仪器简单、方法简便；管内的导热液受热沿管上升，从而促使整个提勒管内液体呈对流循环而不需搅拌；升温快、冷却也快，方便快捷。缺点是提勒管内温度分布不太均匀，测得的熔点通常略高于真实的熔点。

（3）导热液应根据实验需要来进行选择，通常选用液状石蜡（分解点 220 ℃）或浓硫酸等。前者用来测定熔点在 170 ℃ 以下的物质，后者则在 220 ℃ 以下使用。如果熔点在 220 ℃ 以上，可用硫酸和硫酸钾混合物做导热液。用浓硫酸做浴液时，应特别小心，不仅要防止灼伤皮肤，还要注意勿使样品或其他有机物触及硫酸。所以在装样品时，沾在管外的样品须拭去。否则，硫酸的颜色会变成棕黑色，妨碍观察。如已变黑，要酌加少许硝酸钠（或硝酸钾）晶体，加热后便可褪色。

除硫酸外，还可选择磷酸和硅油。前者可加热到 300 ℃，后者使用温度可达 350 ℃，但价格较贵。

（4）熔点管的样品装好后，测得的熔点是否精确与加热速度密切相关。加热速度要慢，原因如下：一方面有充分的时间让热从毛细管外传到管内，使固体熔化，并使温度计准确指示毛细管样品达到的温度；另一方面，观察者不能同时观察温度计所示温度和所测样品的熔化情况。只有缓慢加热，才能使此项误差减小。熔点误差过大，多数是由于加热速度过快引起的。可通过调节酒精灯的位置和火焰的大小来控制加热速度。

（5）这样测出的熔点可能因温度计的误差而不准确。所以除了要校正温度计刻度之外，还要对温度计外露段所引起的误差进行读数的校正，才能够得到正确的熔点值。

例如,浴液面以上空气温度为 30 ℃时测定熔点为 190 ℃(t_1),则外露段为 190 ℃－30 ℃＝160 ℃,这样辅助温度计水银球应放在 160 ℃×1/2＋30 ℃＝110 ℃处。测得 t_2＝65 ℃,熔点为 190 ℃,则 K＝0.000159。按照上式则可求出:

$$\Delta t=0.000159\times160\times(190-65)\ ℃=3.18\ ℃\approx3.2\ ℃$$

所以校正后的熔点应为(190＋3.2) ℃＝193.2 ℃。

实验十九　沸点的测定

一、目的要求

(1) 了解测定沸点的原理和意义。
(2) 掌握沸点的测定方法。

二、实验原理

液体的分子由于热运动有从表面逸出的倾向,这种倾向随着温度的升高而增大,进而在液面上部形成蒸气。当分子由液体逸出的速度与分子由蒸气回到液体的速度相等时,液面上的蒸气达到饱和,称为饱和蒸气。它对液面所施加的压力称为饱和蒸气压(简称蒸气压)。实验证明,液体的蒸气压只与温度有关,即液体在一定温度下具有一定的蒸气压。

当液体的蒸气压增大到与外界施于液面的总压力(通常是大气压力)相等时,就有大量气泡从液体内部逸出,即液体沸腾。这时的温度称为液体的沸点。

通常所说的沸点是指在 101.3 kPa 下液体沸腾时的温度。在一定外压下,纯液体有机化合物都有一定的沸点,而且沸点范围(沸程)很小(0.5～1 ℃)。所以测定沸点是鉴定有机化合物和判断物质纯度的依据之一。

测定沸点常用的方法有常量法(蒸馏法)和微量法(沸点管法)两种。液体不纯时沸程将变长,因此不管用哪种方法来测定沸点,在测定前都必须先对液体进行提纯。

三、仪器与试剂

(1) 仪器:提勒管、温度计(200 ℃)、毛细管、小玻璃管、玻璃棒、铁架台、铁夹、酒精灯、橡皮圈等。
(2) 试剂:液状石蜡、95%乙醇溶液等。

四、实验步骤

1. 常量法测定沸点

常量法测定沸点的装置如图 4-6 所示。取 30 mL 95％乙醇溶液蒸馏,测定其沸程。

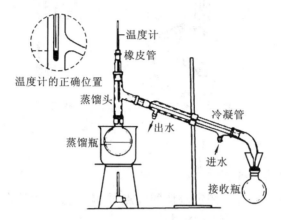

图 4-6　常量法测定液体沸点的装置

此法样品用量大,至少需 10 mL。若样品较少,宜用微量法测定沸点,可以得到较满意的结果。

2. 微量法测定沸点

(1) 沸点管的制备:沸点管由外管和内管组成,外管用长 7～8 cm、内径 0.2～0.3 cm 的玻璃管将一端烧熔封口制得,内管用市购的毛细管截取 3～4 cm 封其一端制成。

(2) 沸点的测定:取 1～2 滴待测样品滴入沸点管的外管中,将内管开口向下插入外管中,用小橡皮圈把沸点管固定于温度计旁,再把该温度计的水银球置于提勒管两支管中间,然后加热。加热时由于气体膨胀,内管中会有小气泡缓缓逸出,当温度升到比沸点稍高时,管内会有一连串的小气泡快速逸出。这时停止加热,让溶液自行冷却,气泡逸出的速度即渐渐减慢。在最后一个气泡不再冒出并要缩回内管的瞬间记录温度,此时的温度即为该液体的沸点。

待温度下降 15～20 ℃后,轻轻挥动以除去管端液体,然后插入外管中,重复上述操作。要求两次测定的沸点误差不超过 1 ℃。

测定沸点的方法,以微量法(沸点管法)最为简便,其装置如图 4-7 所示。

用上法测定 95％乙醇溶液的沸点,记录测得的数据,并与常量法作比较。

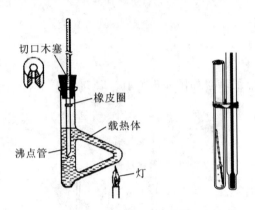

图 4-7　微量法测定物质沸点的装置

五、思考题

(1) 液体的沸点与外界压力有何关系?

(2) 用常量法(蒸馏法)测定液体的沸点时,温度计水银球在液面上或在蒸馏烧瓶支管处以上,将会发生怎样的误差?

(3) 用微量法测定沸点时,为什么把最后一个气泡刚缩回至内管(即液体样品刚开始进入内管)时的温度作为样品的沸点?

六、注释

杂质对沸点的影响和杂质的性质有关。若杂质是不挥发性的,则溶液的沸点比纯物质的沸点略高(蒸馏时,实际测定的是逸出蒸气与其冷凝液平衡时的温度,即是馏出液的沸点而不是瓶中蒸馏液的沸点)。若杂质是挥发性的,则蒸馏时液体的沸点会逐渐上升,或者由于杂质和待测物形成共沸物而停留在某一范围内。

实验二十　模 型 作 业

一、目的要求

(1) 通过模型作业,加深对有机化合物分子立体结构的认识。

(2) 进一步掌握立体异构现象,从而理解有机化合物的结构与性质的关系。

二、实验原理

有机化合物普遍存在同分异构现象,其中的立体异构比较复杂。通过模型作业,牢固建立有机化合物分子立体结构的概念,明确异构体在结构上的差异,从而进一步理解各类立体异构现象和某些立体异构体所具有的特殊性质。

　　有机化合物分子的异构现象包括构造异构和立体异构。不同的异构现象是由分子中原子的连接顺序和空间位置不同所引起的。它们之间的相互关系可表示如下：

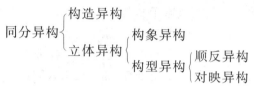

　　通常用来表示有机化合物结构的模型有三种，即 Kekule 模型（球棒模型）、Stuart 模型（比例模型）和 Dreiding 模型（骨架模型）。图 4-8 所示为甲烷分子的 Kekule 模型和 Stuart 模型。

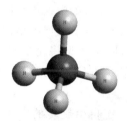

(a) 甲烷分子的Kekule模型　　　　(b) 甲烷分子的Stuart模型

图 4-8　甲烷的分子模型

　　Kekule 模型是由小球和短棒组成的，以不同颜色和大小的小球代表不同的原子，以长短不同的直形或弯形短棒代表不同的化学键。通过此模型能直接观察到分子中各原子的排列和成键情况，但无法很好地反映出分子中各原子和基团的相对大小以及分子中电子的分布情况。更需注意的是 Kekule 模型用短棒表示化学键，虽便于观察，但这种夸张的做法有时会引起对键长和电子云性质的误解。此模型拆卸组合容易、形象直观，故应用范围很广。

　　Stuart 模型是按实际分子中各原子的大小和电子云的重叠成键情况，按近似比例放大制成的。与 Kekule 模型相比，Stuart 模型更真实地反映了分子的真实情况，但不及 Kekule 模型使用方便、直观。

　　Dreiding 模型是按照分子的键长、键角放大制成的，较真实地反映出分子的碳架结构。它由实心金属棒和空心金属棒相互组合而成，因体积小、组合准确，常用于制成核酸、蛋白质及多环有机大分子等模型以供观察。

　　这三种模型在表示有机化合物分子结构上各有优缺点，故经常组合使用。以下实验内容仅介绍 Kekule 模型的一些使用方法及注意事项。

　　构造异构是指分子式相同的各分子中，由于键合方式及原子的连接顺序不同所产生的异构。例如，丙醛、丙酮、环丙醇和甲基环氧乙烷的分子式都是 C_3H_6O，但原子的连接方式不同。

用 Kekule 模型来表示构造异构时,除注意不同原子选用不同颜色的小球外,还需注意各小球按杂化轨道的数目和角度所打的小孔。Kekule 模型中通常以黑球代表碳原子,白球代表氢原子,蓝球代表氧原子;以较长的棒来代表碳碳键、碳氧键、碳卤键等,以较短的棒代表氢原子和其他原子形成的共价键。在用 Kekule 模型表示有机分子的构造时,应注意分子中各原子的连接顺序。

构象是指分子依靠键的旋转和扭曲所能达到的各种空间形状。例如,1,2-二氯乙烷中由于碳碳键的旋转可产生全重叠、邻位交叉、部分重叠及对位交叉四种典型构象以及它们之间的各种过渡态构象。环己烷分子也有船式和椅式两种典型构象及过渡态的构象。

用 Kekule 模型表示分子构象时,除以不同的小球和短棒表示不同的原子及化学键外,还需特别注意相同的原子形成的化学键要选用长短相同的短棒,连接好后能灵活旋转、无不规则形变,否则将难以观察模型,甚至得出错误的结论。另外,在考察各原子的相互排斥作用时,应考虑到 Kekule 模型将化学键"拉长"处理。例如在环己烷的椅式构象中,C(1)上的 a 键对 C(3)和 C(5)上的距离较近,排斥作用较大,这在 Kekule 模型上是难以反映的。

顺反异构是指由于双键或其他的限制 σ 键自由旋转的因素存在,导致分子中的一些原子或基团限制在一个参考平面的同侧或异侧而产生的异构。例如在顺-2-丁烯和反-2-丁烯中,参考平面在垂直于纸平面的两个双键碳原子上,两个甲基或两个氢原子可在这个参考平面的同侧或异侧产生顺反异构。

一般 Kekule 模型只有小球和短棒,不能表示出双键电子云的发布情况。对于双键的顺反异构,仍可采用按 sp^2 杂化制作的小球来表示碳原子,但需用两根弯形小棒来连接黑色小球。虽然这不符合碳碳双键的真实情况(一个 σ 键和一个 π 键),但各原子核在分子中的相对位置是符合实际的,对于我们观察分子的顺反异构现象不会产生错误的影响,环烷烃的顺反异构也是如此。

对映异构是指构造相同的两个化合物,互为实物和镜像关系且不能重合的异构现象。例如,D-甘油醛和 L-甘油醛就是对映异构体。

用 Kekule 模型表示对映异构时,最好按 Fischer 规则来做,即碳链下行、横前竖后。若各分子均按 Fischer 规则搭成模型并放好,考察对映异构体的相互关系将不再是一件难事。比较两个结构式的异同,只需看它们对应的模型能否完全重合。若能重合,则这两个模型所对应的分子结构必定表示同一化合物;反之,就是不同的分子。这种判断化合物结构异同的方法也适用于其他各类异构现象。

三、仪器

Kekule 模型一套等。

四、实验步骤

1. 构造异构的模型作业

(1) 甲烷:用模型表示甲烷分子的结构,观察它的四面体形状,弄清四个化学键在空间的伸展方向,最后画出甲烷的透视式,并注明键角。

(2) 一氯甲烷:用模型表示一氯甲烷的结构,然后将表示氯的小球和表示氢的小球互换,观察其结构是否发生改变。

(3) 碳链异构和位置异构:用模型表示含 4 个碳原子的烷烃、烯烃和一卤代烷的各种构造异构。比较单键和双键的旋转性,指出各模型之间的关系,深入理解碳链异构和位置异构的意义,最后画出各模型所表示的分子构造式。

2. 构象异构的模型作业

(1) 乙烷和 1,2-二氯乙烷:用模型表示乙烷和 1,2-二氯乙烷的分子结构。旋转碳碳键使之形成全重叠、邻位交叉、部分重叠及对位交叉四种典型构象,比较各构象式中原子间的距离大小,理解能量变化曲线。用纽曼(Newman)投影式作图,并注明各构象异构体的名称。

(2) 环己烷:用模型搭建环己烷的椅式构象,然后按要求进行下列操作。

①观察椅式构象中的 a 键和 e 键,并注意每个相邻和相间的碳原子上 a 键和 e 键的相对位置,比较 a 键和 e 键所受到的其他原子排斥力。观察每个相邻碳原子是否属于邻位交叉构象。画出椅式环己烷的透视式和纽曼投影式,并标明各碳原子上的 a 键和 e 键。

②将环己烷椅式构象模型中的“椅子腿”向上扭转即得环己烷的船式构象模型。观察 C(2)-C(3)、C(4)-C(5)这两对碳原子的价键是否属于全重叠式,而其他相邻碳原子是否属于邻位交叉式。将船式构象与椅式构象中分子内各原子间的斥力进行比较,得出两者稳定性大小的结论。最后画出船式构象的透视式和纽曼投影式。

③将椅式环己烷模型中的 C(1)和 C(4)分别朝相反方向翻转,得到的仍为椅式构象。观察翻转前、后各碳原子上的 a 键和 e 键是否改变。

④用一个绿色的代表氯原子的小球取代椅式环己烷模型中的一个代表氢原子的小白球,然后翻转 C(3)和 C(4),观察翻转前后氯原子所处化学键位置的变化(a键、e 键是否相互转化),并对照模型理解其稳定性的差异,画出其稳定的构象,并标明氯原子所处的化学键是 a 键还是 e 键。

3. 顺反异构的模型作业

(1) 丙烯和 2-丁烯:用模型表示丙烯和 2-丁烯的分子结构。将双键碳原子上的氢和甲基互换,观察各模型在互换前后能否重合,并依次总结出分子具有顺反异构的充要条件。画出不同的结构式并命名,注明相应的构型。

(2) 1,2-二溴-2-丁烯和 2-氯-2-丁烯：用模型表示两者的顺反异构,画出各种不同的结构式,并注明顺、反和 *E*-*Z*。总结出顺-反和 *E*-*Z* 命名原则的差异。

(3) 取代环己烷：用模型表示 1,2-二氯环己烷、1,3-二氯环己烷、1,4-二氯环己烷的顺反异构体。比较各异构体的稳定性,画出各物质稳定的构象表示式,并注明顺、反。

(4) 十氢化萘：用模型表示十氢化萘的顺反异构的椅式构象,比较其结构的稳定性。画出构象表示式,注明顺、反及环的稠合方式。

4. 对映异构的模型作业

(1) 乳酸：用模型表示出乳酸的一对对映异构体,比较两者异同。旋转不同的共价键,观察两者能否重叠。得出结论后,再体会对映异构体与构象异构及其他异构现象的差异。根据模型画出 Fischer 投影式,注明分子的 D、L 及 *R*、*S* 构型。

(2) 酒石酸：用模型表示酒石酸的所有对映异构体,观察各模型的对称性质,指出各异构体是否具有旋光性以及各异构体之间的相互关系。旋转不同的共价键,观察对映体能否重叠。得出结论后,再根据模型画出 Fischer 投影式,注明分子的 D、L 及 *R*、*S* 构型。根据构型再次判断各异构体间的异同,找出各异构体之间手性碳构型差异的规律。

(3) 2-羟基-3-氯丁二酸：用模型表示 2-羟基-3-氯丁二酸的所有对映异构体,观察各模型的对称性质,指出各异构体是否具有旋光性以及各异构体之间的相互关系。用对酒石酸模型相同的操作来理解对映异构体的各种性质。通过对模型的观察,了解 2-羟基-3-氯丁二酸分子与酒石酸分子碳原子数和手性原子数都相同而对映异构体数目不同的原因。

五、思考题

(1) 试述 Kekule 模型表示分子结构的优点和不足之处。

(2) 试述有机化合物分子中手性碳原子、对映异构现象、分子的手性三者之间的关系。

实验二十一　旋光度的测定

一、目的要求

(1) 了解测定旋光度的基本原理和意义。

(2) 掌握旋光仪的使用方法。

二、实验原理

一般光源发出的光,其光波在垂直于传播方向的任意方向上振动,这种光称为自然光,或称为非偏振光。当自然光照射到尼科耳(Nicol)棱镜上时,棱镜只允许振动方向与其晶轴平行的光通过,这样通过棱镜的光就只在一个方向上振动,这种光称为平面偏振光。当一束平面偏振光通过某些物质时,其振动方向会发生改变使光的振动面旋转一定的角度,这种现象称为物质的旋光现象,这种物质称为旋光物质。旋光物质使偏振光振动面旋转的角度称为旋光度。使偏振光振动平面顺时针旋转的称为右旋,以"＋"表示;使振动平面逆时针旋转的称为左旋,以"－"表示。

旋光仪是测定物质旋光度的仪器。通过对样品旋光度的测量,可以分析确定物质的浓度、含量及纯度等。旋光仪广泛应用于制药、药检、制糖、食品、香料、味精以及化工、石油等工业生产、科研、教学部门,用于化验分析或过程质量控制。一般实验室使用的是目测旋光仪,其基本构造及仪器外形见图 4-9 和图 4-10。

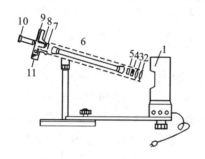

图 4-9　旋光仪基本构造

1—光源;2—会聚透镜;3—滤色片;4—起偏镜;
5—石英片;6—旋光管;7—检偏镜;8—望远镜物镜;
9—刻度盘;10—望远镜目镜;11—刻度盘手轮

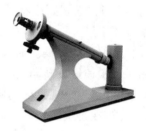

图 4-10　旋光仪外形

当一束单色光照射到尼科耳棱镜时,分解为两束相互垂直的平面偏振光,即一束折射率为 1.658 的寻常光、一束折射率为 1.486 的非寻常光,这两束光线到达加拿大树脂黏合面时,折射率大的寻常光(加拿大树脂的折射率为 1.550)被全反射到底面上的黑色涂层上并被吸收,而折射率小的非寻常光则通过棱镜,这样就获得了一束单一的平面偏振光。用于产生平面偏振光的棱镜称为起偏镜,如让起偏镜产生的偏振光照射到另一个透射面与起偏镜透射面平行的尼科耳棱镜,则这束平面偏振光也能通过第二个棱镜,如果第二个棱镜的透射面与起偏镜的透射面垂直,则由起偏镜出来的偏振光完全不能通过第二个棱镜。如果第二个棱镜的透射面与起偏镜的透射面之间的夹角为 0°~90°,则光线部分通过第二个棱镜,此第二个棱镜称为检偏镜。通过调节检偏镜,能使透过的光线强度在最强和零之间变化。如果在起偏镜与检偏镜之间放有旋光性物质,则由于物质的旋光作用,来自起偏镜的光的偏振面改变了某一角度,只有检偏镜也旋转同样的角度,才能补偿旋光线改变的角度,使透过的光的强度与原来相同,旋光仪就是根据这种原理设计的。

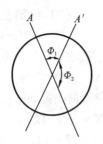

图 4-11　光的振动方向

通过检偏镜用肉眼判断偏振光通过旋光物质前、后的强度是否相同是十分困难的,这样会产生较大的误差,为此设计了一种在视野中分出三分视界的装置。原理是在起偏镜后放置一块狭长的石英片,由起偏镜透过来的偏振光通过石英片时,由于石英片的旋光性,偏振面旋转了一个角度,通过镜前观察,光的振动方向如图 4-11 所示。

A 是通过起偏镜的偏振光的振动方向,A' 是又通过石英片旋转一个角度后的振动方向,此两偏振方向的夹角称为半暗角($2°\sim3°$),如果检偏镜的偏振面与起偏镜的偏振面平行(即在 A 的方向时),在视野中将是中间狭长部分较暗而两旁较亮,如图 4-12(a)所示。如果旋转检偏镜使透射光的偏振面与 A' 平行,在视野中将观察到中间狭长部分较明亮,而两旁较暗,这是由于两旁的偏振光不经过石英片,如图 4-12(c)所示。当检偏镜的偏振面处于 Φ_1 时,两旁直接来自起偏镜的光偏振面被检偏镜旋转了,而中间被石英片转过一定角度 Φ_1 的偏振面对被检偏镜旋转角度 Φ_1,这样中间和两边的光偏振面都被旋转了,故视野呈微暗状态,且三分视野内的暗度是相同的,如图 4-12(b)所示。将这一位置作为仪器的零点,在每次测定时,调节检偏镜使三分视界的暗度相同,然后读数。

(a) 大于(或小于)零度的视场　　(b) 零度视场　　(c) 小于(或大于)零度视场

图 4-12　三分视场示意图

由旋光仪测得的旋光度,不仅与物质的结构有关,而且与测定的条件有关。因为旋光现象是偏振光透过旋光性物质的分子时所造成的。透过的分子越多,偏振光旋转的角度越大。因此,由旋光仪测得的旋光度与被测样品的浓度(如果被测样品是溶液)以及盛放样品的管子(旋光管)的长度密切相关。通常,规定旋光管的长度为 1 dm,待测物质溶液的浓度为 $1\ g\cdot mL^{-1}$,在此条件下测得的旋光度称为该物质的比旋光度,用 $[\alpha]$ 表示。比旋光度仅取决于物质的结构,因此,比旋光度是物质特征的物理常数。

在实际工作中,常常可以用不同长度的旋光管和不同的样品浓度测定某物质溶液的旋光度 α,并按下式进行换算得出该物质的比旋光度 $[\alpha]$。

$$[\alpha]_D^t = \frac{\alpha}{lc}$$

式中:α 为实测旋光度;c 为溶液的浓度($g \cdot mL^{-1}$);l 为旋光管长度(dm);$[\alpha]_D^t$ 中的上标 t 为测定温度,下标 D 表示测定波长为钠光 D 线(589 nm)。

三、仪器与试剂

(1) 仪器:WXG-4 型旋光仪、分析天平、容量瓶等。
(2) 试剂:葡萄糖(分析纯)、果糖(分析纯)、蒸馏水等。

四、实验步骤

1. 待测溶液的配制

准确称取 10~10.5 g 葡萄糖和果糖,在 100 mL 容量瓶中配成溶液(溶液必须澄清透明,否则需用滤纸过滤),再配制一瓶浓度未知的葡萄糖溶液。

2. 装待测溶液

洗净测定管后,用少量待测溶液润洗 2~3 次,注入待测溶液,并使管口液面呈凸面。将护片玻璃沿管口边缘平推盖好(以免使管内留存气泡),装上橡皮圈,拧紧螺帽至不漏水(太紧会使玻璃片产生应力,影响测量)。用软布擦净测定管,备用(如有气泡,应赶至管颈突出处)。

3. 旋光仪的零点校正

将旋光仪接通电源,钠光灯发光稳定后(约 5 min),将装满蒸馏水的测定管放入旋光仪中,校正目镜的焦距,使视野清晰。旋转手轮,调整检偏镜刻度盘,使视场中三分视场的明暗程度一致,读取刻度盘上所示的刻度值。反复操作两次,取其平均值作为零点。

4. 旋光度的测定

换上盛有待测样品的测试管,按上述方法测其旋光度值、读数。重复两次,取其平均值,由葡萄糖溶液的比旋光度计算浓度。实验完毕,洗净测定管,再用蒸馏水洗净,擦干存放。注意镜片应用软绒布揩擦,勿用手触摸。

五、思考题

(1) 测定化合物的旋光度有何意义?
(2) 使用旋光仪时应注意哪些问题?

六、注释

(1) 测定旋光度时目镜中三分视场的变化情况如图 4-13 所示。
(2) 读数方法:与游标卡尺同,可看作 20 等分的游标卡尺,即最小刻度为

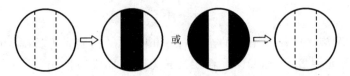

图 4-13　目镜中三分视场变化情况

0.05°。以游标零刻线位置为准,在刻度盘上读取整数值,再看游标上哪条刻线与主刻度盘上的某一刻线(不用管是第几条刻线)对齐,由游标上读出整数下小数值。总的读数为毫米整数加上毫米小数。需要注意的是,旋光仪读数的左旋和右旋是根据游标上的零刻线与主刻度盘上零刻线的相对位置判断的。

　　例如图 4-14 中游标上的 0 刻度在主刻度盘上 0 刻度的上方,因此读数的整数部分应为 9°,游标上第 7 根刻度线与主刻度盘上的刻线对得最整齐,故小数部分是 $0.05° \times 6 = 0.30°$,所以最终读数为 $9° + 0.30° = 9.30°$。

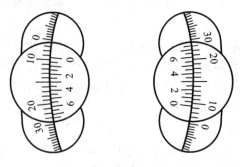

图 4-14　读数示意图

实验二十二　醇、酚、醚的化学性质

一、目的要求

(1) 掌握烃的主要化学性质及鉴别方法。
(2) 掌握醇、酚、醚的主要化学性质及鉴别方法。

二、实验原理

　　饱和链烃分子中的原子彼此以牢固的 σ 键连接,键能较大,稳定性好。饱和链烃通常情况下不与强酸、强碱、强氧化剂或还原剂反应,但在特殊条件(如光照)下能与卤素发生自由基取代反应。

　　不饱和烃分子中含 π 键,键能较小且易极化,所以不饱和烃的化学性质较活泼,能与卤素、卤化氢等发生亲电加成反应,也易被氧化。

苯分子中单、双键不是简单地交替存在,而是完全平均化地形成了大 π 键。大 π 键高度离域,使得苯环具有特殊的稳定性(易取代、难加成、难氧化),当苯环上连有侧链时,无论长短,只要含有 α-H 就都可被氧化成羧基。

醇、酚、醚都可看作烃的含氧化合物,但化学性质上相差颇大。醇含有羟基,能与金属钠反应放出氢气,但这一反应并不是醇的独特反应,凡含有活泼氢原子的化合物都能发生此反应。在强氧化剂 $KMnO_4$ 或 $K_2Cr_2O_7$ 作用下,伯醇易被氧化成醛,仲醇被氧化成酮,叔醇中不含 α-H 故难以被氧化。醇与氢卤酸作用生成相应的卤代物,其结构对反应速率有明显的影响。当醇与卢卡斯试剂作用时,叔醇最快,仲醇次之,伯醇最慢,这可以从生成的卤代烃不溶于卢卡斯试剂而使反应液混浊所需时间不同来鉴别。多元醇由于受羟基的相互影响可与重金属氢氧化物反应,如 $Cu(OH)_2$ 的沉淀加入甘油即可生成甘油铜深蓝色溶液。

酚的羟基由于和苯环相连,羟基氧原子上未共用电子对和苯环形成 p-π 共轭体系,增大了羟基中氢氧键的极性,因此酚的酸性大于醇。酚可与强碱作用生成盐,但由于酚的酸性弱于碳酸,其盐遇到强酸又会析出苯酚。

由于醛分子中的羰基一端与氢相连,与酮分子相比具有较小的空间位阻和更大的电正性,故两者的化学性质并不完全相同。例如:醛能被弱氧化剂氧化而酮不能,醛能与希夫试剂起颜色反应而酮不发生此类反应。p-π 共轭使酚羟基与苯环结合得较为牢固,因此酚不像醇一样易被其他基团取代。此外,由于氧的供电子作用大大活化苯环,酚较苯而言更易发生亲电取代反应和氧化反应,如酚能与溴水在室温下反应生成 2,4,6-三溴苯酚,该反应十分灵敏,可用于苯酚的定性、定量分析。大多数的酚能与 $FeCl_3$ 作用显色,这也是常用的酚的鉴别方法之一。

醚在所有的有机化合物中,稳定性仅次于烷烃,所以醚类化合物常被用作溶剂,乙醚还可在外科手术中作为麻醉剂使用。醚类化合物与空气长期接触易生成过氧化物,有过氧化物存在的乙醚绝对不能用作麻醉剂,所以使用前必须检查是否有过氧化物存在。

三、仪器与试剂

(1) 仪器:试管、试管架、试管夹、烧杯、蒸发皿、水浴锅、酒精灯等。

(2) 试剂:无水乙醇、金属钠、0.05% $KMnO_4$ 溶液、0.25% $KMnO_4$ 溶液、5% NaOH 溶液、异丙醇、正丁醇、仲丁醇、叔丁醇、固体苯酚、饱和溴水、2% $CuSO_4$ 溶液、1% $AgNO_3$ 溶液、5% H_2SO_4 溶液、20% H_2SO_4 溶液、3 mol·L^{-1} H_2SO_4 溶液、浓硫酸、1%苯酚溶液、1%间苯二酚溶液、95%乙醇溶液、卢卡斯试剂、1% $FeCl_3$ 溶液、酚酞、1% α-萘酚甘油溶液、乙二醇、1% KI 溶液、纯乙醚、乙醚、液状石蜡、甘油、松节油、苯、甲苯、3%溴的四氯化碳溶液、浓硝酸、$AgNO_3$ 的醇溶液、小铁钉等。

四、实验步骤

(一)烃的性质

1. 脂肪烃的性质

(1) 与溴作用:取两支干燥试管,分别加入 0.5 mL 液状石蜡、松节油,再加入 5 滴 3‰ 溴的四氯化碳溶液,用木塞塞紧后摇匀,放在实验台柜子暗处,15 min 后取出,观察、记录现象。将盛有液状石蜡的试管移至阳光下照射,15 min 后再次观察、记录现象。

(2) 与 $KMnO_4$ 作用:取两支试管,分别加入液状石蜡、松节油 10 滴,各滴入 5 滴 20% H_2SO_4 溶液和 5 滴蒸馏水,然后加入 5 滴 0.25% $KMnO_4$ 溶液,摇匀,观察结果。

2. 芳香烃的性质

(1) 与溴作用:取两支试管,分别加入 10 滴甲苯,再各自滴加 2 滴 3‰ 溴的四氯化碳溶液,塞紧试管,振荡混合。将一支试管置于日光下照射,另一支试管置于暗室,10 min 后观察结果。向暗处的试管中投入一颗小铁钉,3 min 后再观察结果。

(2) 苯的硝化:取一支干燥试管,加入 15 滴浓硝酸,再沿管壁慢慢加入 15 滴浓硫酸,振摇混匀后将试管浸入冷水中,加入 10 滴苯,边加边振摇试管使其充分混合均匀。将试管放在 50～60 ℃ 水浴中加热 2～3 min,然后将反应液浸入盛有 10 mL 冷水的小烧杯中,摇匀后观察、记录现象。

(3) 与 $KMnO_4$ 作用:取两支试管,各加入 4 滴 0.25% $KMnO_4$ 溶液和 4 滴 20% H_2SO_4 溶液,振摇混合。在一支试管中加入 2 滴苯,在另一支试管中加入 2 滴甲苯,振摇混匀后将两支试管同时放在温水浴中,观察 $KMnO_4$ 溶液是否褪色。

(二)醇的性质

1. 醇钠的生成与水解

在一支干燥试管中加入无水乙醇 1 mL,投入米粒大小的金属钠,观察、记录现象。待金属钠全部作用完后,倒出一半反应液于蒸发皿中,使多余的乙醇完全挥发(必要时可水浴加热),残留的固体即是醇钠。加入 2 mL 水使其溶解,再滴入 2 滴酚酞,观察颜色变化。

2. 醇的氧化

取三支试管,各加入 0.05% $KMnO_4$ 溶液 3 滴、5% $NaOH$ 溶液 1 滴,然后向其中分别加入乙醇、异丙醇和叔丁醇 2～3 滴,摇匀后观察颜色变化。

3. 与卢卡斯试剂作用

在三支试管中分别加入 5 滴正丁醇、仲丁醇和叔丁醇,再各自加入 20 滴卢卡斯试剂,塞好管口,振荡后静置,观察并记录出现混浊的时间(不见混浊的置于水浴中温热)。

4. 多元醇与 $Cu(OH)_2$ 作用

取三支试管,各加入 2‰ $CuSO_4$ 溶液 6 滴和 5‰ NaOH 溶液 8 滴,即生成氢氧化铜沉淀,然后在振荡下向其中分别滴加 2 滴甘油、乙二醇和 95‰ 乙醇溶液,观察、记录结果并加以比较。

(三)酚的性质

1. 酚的弱酸性

取一支试管,加入少量固体苯酚(2~3 粒米大小),加水 5~10 滴,振摇后得一乳状液,再逐滴加入 5‰ NaOH 溶液,边加边振摇至溶液澄清为止。在此清液中加入 5‰ H_2SO_4 溶液至呈酸性,观察有何现象发生。

2. 酚的溴代反应

取一支试管,加入 1‰ 苯酚溶液 5 滴,再加入饱和溴水 1~2 滴并不断振摇,观察并记录现象。

3. 酚类与 $FeCl_3$ 作用

取三支试管,分别加入 5 滴 1‰ 苯酚溶液、1‰ α-萘酚甘油溶液和 1‰ 间苯二酚溶液,然后于每支试管中加入 1‰ $FeCl_3$ 溶液 1 滴,观察各管所呈现的颜色。

(四)醚的性质

过氧化物的检查:取两支试管,各加入 3 mol·L^{-1} H_2SO_4 溶液 2~3 滴、1‰ KI 溶液 15 滴,然后在其中一支试管中加入纯乙醚 15 滴,在另一支试管中加入不纯的乙醚 15 滴,振摇。乙醚层中出现黄色或棕黄色表示有碘游离出来。

(五)未知物鉴定

有 A、B、C 3 瓶失落标签的化合物,它们可能是甘油、苯酚或异丙醇,试用简单的化学方法将其一一鉴别出来,写出鉴别方案。

五、思考题

(1)金属钠与醇反应,若反应不完全,剩余的金属钠应如何处理?

(2)萘酚的饱和水溶液与 $FeCl_3$ 不发生颜色反应,但在配制成饱和溶液时加入少量乙醇配成的溶液能发生颜色反应,为什么?

六、注释

(1)硝基苯有苦杏仁味、有毒。吸入量大或被皮肤吸收均可引起中毒。

(2)金属钠储存于煤油中,使用前应先用滤纸吸干其表面的煤油。

(3) 苯酚的腐蚀性很大,使用时要小心,若不慎沾到皮肤上,应立即用乙醇洗去。

(4) 该实验为酚类及烯醇型化合物的特征反应,但由于它们的结构不同,可出现粉红色、紫色、绿色或蓝色等呈色反应。目前认为是形成了有色配合物,不过普通的醇类无此反应,故可借此区分醇与酚。

(5) 纯乙醚价格较贵,实验室中可将试剂乙醚放入分液漏斗中,加入等量饱和的 $FeSO_4$ 溶液充分洗涤,分离出乙醚,可代替纯乙醚使用,最好是临用时处理。

实验二十三　　醛、酮的化学性质

一、目的要求

(1) 熟悉醛、酮的化学性质。
(2) 掌握鉴别醛、酮的化学方法。

二、实验原理

醛、酮分子中都含有相同的官能团(羰基),因此两者有很多相同的化学性质,如均可发生亲核加成反应,含 α-H 的醛、酮可发生卤代反应。在亲核加成反应中由于醛、酮能与 2,4-二硝基苯肼反应生成黄色、橙色或橙红色的沉淀,故该反应能区分醛、酮和其他物质。而在碱性条件下,碘分子有氧化性,故凡具有 $CH_3\overset{\overset{O}{\|}}{C}{-}$ 结构的醛、酮或具有 $CH_3\overset{\overset{OH}{|}}{CH}{-}$ 结构的醇都能发生碘仿反应,生成黄色沉淀。

由于醛分子中的羰基一端与氢相连,与酮分子相比具有较小的空间位阻和更大的电正性,故两者的化学性质并不完全相同。例如:醛能被弱氧化剂氧化而酮不能,醛能与希夫试剂起颜色反应而酮不发生此类反应。

本实验着重于醛、酮的亲核加成反应,α-H 的反应以及区别醛和酮的化学反应。

三、仪器与试剂

(1) 仪器:试管、试管架、试管夹、水浴锅、酒精灯等。
(2) 试剂:2,4-二硝基苯肼、斐林试剂(甲)、斐林试剂(乙)、碘试剂、希夫试剂、苯甲醛、5%$AgNO_3$溶液、4%$NH_3 \cdot H_2O$、浓氨水、亚硝酰铁氰化钠饱和溶液、10% NaOH 溶液、浓硫酸、甲醛、乙醛、丙酮、95%乙醇溶液等。

四、实验步骤

1. 醛、酮的共性

（1）与2,4-二硝基苯肼作用：取两支试管，各加入2,4-二硝基苯肼15滴，再分别加入乙醛、丙酮2～3滴，振荡，观察有无沉淀生成并记录固体颜色。

（2）碘仿反应：取三支试管，分别加入8～10滴乙醛、丙酮、95%乙醇溶液，再各加入10～15滴碘试剂，摇匀后滴加10%NaOH溶液至碘的颜色刚好消失为止。观察现象，嗅其气味。

2. 醛、酮的异性

（1）与希夫试剂作用：在三支试管中各加入10滴希夫试剂，再分别加入2滴甲醛、乙醛、丙酮，观察颜色变化。在前两支试管中各加入浓硫酸4滴，观察、记录现象。

（2）与斐林试剂作用：取斐林试剂（甲）、斐林试剂（乙）各2 mL于同一试管中，混合均匀后平均分至四支试管，分别向其中加入4～5滴甲醛、乙醛、苯甲醛和丙酮，摇匀后将试管放入近沸的水浴中加热，观察现象并比较、记录结果。

（3）与托伦试剂作用：在洁净的试管中加入5%$AgNO_3$溶液1 mL、10%NaOH溶液1滴，边振摇边滴加4%$NH_3 \cdot H_2O$至沉淀恰好溶解为止（不宜多加，否则会影响实验的灵敏度），即得托伦试剂。将此溶液分开置于三支洁净的试管中，分别加入4滴乙醛、苯甲醛和丙酮，摇匀、静置片刻。若无变化，可放于温水浴中加热2 min，观察现象并比较结果。

（4）丙酮与亚硝酰铁氰化钠（$Na_2[Fe(CN)_5NO]$）反应：取丙酮1～2滴于试管中，加入新制的亚硝酰铁氰化钠饱和溶液6～8滴，混匀后将试管倾斜，小心沿试管壁逐滴加入浓氨水20滴，注意观察在两液面交界处显现的紫红色环。

3. 未知物鉴定

有A～D 4瓶失落标签的化合物，它们可能为乙醛、丙酮、乙醇、乙酰乙酸乙酯，试用简单化学方法将其一一鉴别出来，写出鉴别方案。

五、思考题

（1）哪些试剂可以区分醛和酮？

（2）配制托伦试剂时，用稀NaOH溶液代替稀氨水行吗？为什么？

六、注释

（1）希夫试剂与醛反应后加入过多的无机酸，能使醛类与希夫试剂的反应产物分解褪色；唯独甲醛与希夫试剂的反应产物在强酸条件下仍不褪色。

（2）斐林试剂呈深蓝色，与脂肪醛共热后溶液颜色变化依次为蓝色、绿色、黄色、红色,沉淀为 Cu_2O。甲醛可进一步将 Cu_2O 还原为暗红色的金属 Cu,而苯甲醛与斐林试剂无反应,可借此与脂肪醛区分开来。

(3) 试管是否干净与银镜能否生成有很大的关系,因此实验所用的试管最后依次用温热的浓硝酸、水、蒸馏水洗净。

(4) 做苯甲醛的银镜反应实验时,多加入半滴 NaOH 溶液有利于银镜生成,效果更明显。

(5) 切勿将试管放在酒精灯上直接加热,也不宜水浴过久。因试剂受热会生成易爆炸的雷酸银,故实验完毕后应加入少量 HNO_3,立即煮沸洗去银镜。

(6) 丙酮在浓氨水存在下,可与 $Na_2[Fe(CN)_5NO]$ 反应生成鲜红色的物质,临床上可借此反应检验尿液中的丙酮。

实验二十四　羧酸、羧酸衍生物及取代羧酸的化学性质

一、目的要求

掌握羧酸、羧酸衍生物及取代羧酸的化学性质及鉴别方法。

二、实验原理

羧酸分子中含有羧基,具有酸的通性。不同的羧酸,酸性强弱不同,但都比碳酸的酸性强,可与 Na_2CO_3 作用放出 CO_2。某些多元酸受热易脱羧,如草酸(乙二酸)受热分解,生成甲酸和 CO_2。酸酐属于羧酸衍生物,在催化剂的作用下,能发生水解、醇解和氨解反应。羟基酸(如酒石酸、水杨酸)为取代羧酸,除了具有酸的通性(酸性、成盐、缩合)外,还具有羟基的性质,如水杨酸有酚羟基,遇 $FeCl_3$ 溶液可显紫色。酮酸也是一种取代羧酸,它除了具有酸的通性外,还有酮的性质,如能与羰基试剂反应得黄色沉淀。

乙酰乙酸乙酯是一种 β-酮酸酯,分子中含有活泼的亚甲基,在水中能发生酮式-烯醇式互变,两种异构体处于动态平衡中:

在上述平衡体系中,加入 $FeCl_3$ 溶液后,烯醇式结构与 $FeCl_3$ 作用生成紫色配合物。若再向其中加入溴水,Br_2 与烯醇式中的碳碳双键发生加成反应,烯醇式结构被破坏,紫色消失。片刻后通过动态平衡,产生新的烯醇式异构体,紫色重现。

三、仪器与试剂

(1) 仪器:试管、试管架、带玻璃导管的塞子、试管夹、水浴锅、酒精灯等。

(2) 试剂:苯甲酸(固体)、10%甲酸溶液、10%草酸溶液、草酸、10% Na_2CO_3 溶液、10%NaOH 溶液、10%HCl 溶液、饱和澄清石灰水、乙酸乙酯、乙酸酐、无水乙醇、广范 pH 试纸、石蕊试纸、浓硫酸、10%酒石酸溶液、5%KOH 溶液、水杨酸(固体)、1% $FeCl_3$ 溶液、10%乙酰乙酸乙酯溶液、饱和溴水、2,4-二硝基苯肼、NaCl、斐林试剂(甲)、斐林试剂(乙)、5% $AgNO_3$ 溶液、4% $NH_3 \cdot H_2O$ 等。

四、实验步骤

(一) 羧酸及其衍生物的性质

1. 羧酸的酸性

用广范 pH 试纸分别测试 10%甲酸溶液、10%草酸溶液的 pH 值。取一支试管,加入约 1 mL 10% Na_2CO_3 溶液,滴加 10%甲酸溶液,观察有何现象发生。取一支试管,加入约 0.1 g 苯甲酸(黄豆大小)、1 mL 水,振摇试管,观察苯甲酸是否完全溶解。然后滴加 10%NaOH 溶液 5～8 滴,振摇试管,观察试液是否变澄清。为什么?

2. 草酸脱羧

取一支干燥试管,加入 0.5 g 草酸,塞上带玻璃导管的塞子。玻璃导管的另一端插入盛有饱和澄清石灰水的试管中。加热草酸(试管口稍微向上倾斜),观察石灰水是否变混浊。为什么?

3. 酯的水解

取一支试管,加入 1 mL 乙酸乙酯、1 mL 10%NaOH 溶液,振摇试管,观察混合液是否分层。将试管置于 30 ℃左右的水浴中加热 5～10 min(经常振摇试管,使酯与 NaOH 溶液充分混合),再观察分层情况。

4. 酸酐的醇解

取一支干燥试管,加入 10 滴乙酸酐、10 滴无水乙醇,沿试管壁小心加入 2 滴浓硫酸,摇匀,此时反应物逐渐发热至沸腾(如不沸腾,可小火加热至沸腾)。反应停止后,静置几分钟,使之冷却,然后加 2 滴 10%NaOH 溶液使其呈弱碱性,再加入粉末状 NaCl 至不再溶解为止,观察现象、闻其气味。

(二) 取代羧酸的性质

1. 酒石酸成盐

取一支试管,加入 10 滴 10% 酒石酸溶液,剧烈振摇下逐滴加入 5% KOH 溶液,溶液仍呈酸性时(用石蕊试纸检验),观察有无沉淀产生。继续滴加 5% KOH 溶液至呈碱性,观察沉淀是否溶解。

2. 水杨酸脱羧

取一支干燥试管,加入 0.5 g 水杨酸(固体),塞上带玻璃导管的塞子,玻璃导管的另一端插入盛有饱和澄清石灰水的试管中。加热水杨酸(试管口稍微倾斜向上)使其熔化,继续加热至沸腾。两支试管中各有什么变化? 盛水杨酸的试管有何气味产生?

3. 水杨酸与 $FeCl_3$ 作用

取一支试管,加入一粒绿豆大小的水杨酸固体、1 mL 水,振摇试管,再加入 1 滴 1% $FeCl_3$ 溶液,观察有何现象。

4. 乙酰乙酸乙酯的互变异构现象

(1) 在一支试管中加入 1 mL 10% 乙酰乙酸乙酯溶液,再滴加 2,4-二硝基苯肼试剂 2 滴,观察现象。

(2) 在一支试管中加入 1 mL 10% 乙酰乙酸乙酯溶液,再滴加 1% $FeCl_3$ 溶液 1 滴,观察颜色变化。向此溶液中快速加入饱和溴水约 10 滴,观察颜色是否消失。稍待片刻后,颜色是否重现? 说出现象发生的原因。

(三) 未知物鉴定

有 I～Ⅵ号 6 瓶失落标签的化合物,它们可能为丙酮、乙醛、乙醇、甲酸、草酸和水杨酸,试用简单化学方法将其一一鉴别出来,写出鉴别方案。

五、注释

(1) 苯甲酸在水中溶解度很小,常温下 100 mL 水中只溶解苯甲酸 0.21 g,苯甲酸钠则易溶于水。

(2) 酒石酸、酒石酸二钾均易溶于水,而酒石酸氢钾则难溶于水。

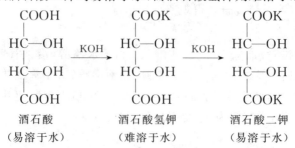

　　酒石酸　　　　　　酒石酸氢钾　　　　　酒石酸二钾
　(易溶于水)　　　　 (难溶于水)　　　　　(易溶于水)

实验二十五　有机含氮化合物的性质

一、目的要求

（1）掌握胺、尿素和重氮盐重要的化学性质。
（2）掌握苯胺的鉴别方法。

二、实验原理

各类有机含氮化合物的化学性质各不相同，一般具有碱性，并可被还原成胺类化合物。许多有机含氮化合物具有特殊气味，如吡啶、三乙胺等；有些还有致癌作用，如芳香胺中的 2-萘胺、联苯胺等，偶氮化合物中的邻氨基偶氮甲苯等偶氮染料，脂肪胺中的乙烯亚胺、吡咯烷、氮芥等，某些生物碱如长春碱等，以及大多数亚硝基胺和亚硝基酰胺。

苯胺属于芳香族伯胺，由于氨基对苯环的活化作用，亲电取代反应很容易进行。如苯胺可与溴水作用生成 2,4,6-三溴苯胺的白色沉淀。用此反应可鉴别苯胺。

尿素具有弱碱性，能与硝酸、饱和草酸等作用生成难溶于水的盐。尿素与硝酸作用可释放出氮气。加热固体尿素到熔点以上（150～160 ℃），两分子尿素脱去一分子氨生成缩二脲。缩二脲及分子中有两个以上肽键的化合物，与碱性硫酸铜作用生成紫红色的配合物，此反应称为缩二脲反应。

重氮盐是离子型化合物，具有盐的性质，化学性质活泼，可发生多种化学反应，生成多种类型的化合物。

三、仪器与试剂

（1）仪器：试管、试管架、试管夹、水浴锅、酒精灯、玻璃棒等。
（2）试剂：苯胺、冰块、10％$NaNO_2$溶液、淀粉-碘化钾试纸、红色石蕊试纸、β-萘酚碱性溶液、20％NaOH 溶液、饱和溴水、50％尿素溶液、尿素、浓硝酸、50％HCl 溶液、20％HCl 溶液、5％$CuSO_4$ 溶液、饱和草酸溶液等。

四、实验步骤

（一）胺的性质

1. 胺的碱性

取一支试管，加入 10 滴蒸馏水、2 滴苯胺，振摇。观察苯胺是否完全溶于水。滴加 50％HCl 溶液 1～2 滴，观察是否澄清。为什么？

2. 苯胺与溴水的反应

取一支试管,加入 1 滴苯胺、4~5 mL 蒸馏水,振摇,得一清液,取此清液 1 mL,逐滴加入 4~5 滴饱和溴水,有什么现象发生?

(二)尿素的性质

1. 尿素的弱碱性

取两支试管,各加入 50%尿素溶液 5 滴,然后在第一支试管中滴入 4 滴浓硝酸,在第二支试管中滴入 5 滴饱和草酸溶液,有什么现象发生?

2. 尿素与 HNO_2 作用

取一支试管,加入 50%尿素溶液 10 滴、20% HCl 溶液 5 滴、10% $NaNO_2$ 溶液 10 滴,振摇试管,有什么现象发生?

3. 缩二脲的生成及缩二脲反应

取一支干燥的试管,加入约 0.3 g 尿素,在酒精灯上加热。尿素先熔化,随即有气体放出,嗅其气味,并将湿润的红色石蕊试纸放在试管口,观察颜色变化。继续加热,试管内物质逐渐凝固,即得缩二脲。

待试管冷却后,加 2 mL 水,用玻璃棒搅拌并加热片刻,将上层液转入另一支试管中,在此清液中加入 1 滴 20% NaOH 溶液、1 滴 5% $CuSO_4$ 溶液,观察颜色变化。

(三)重氮化反应

取一支试管,加入 5 滴苯胺、20 滴 20% HCl 溶液,摇匀后将此试管于冰盐浴中冷却至 0~5 ℃。然后慢慢滴加 10% $NaNO_2$ 溶液,边加边搅拌,直至溶液遇淀粉-碘化钾试纸呈蓝色为止。此时得到的浅黄色澄清溶液即为氯化重氮苯溶液。低温保存供后续实验用。

(四)重氮盐的性质

1. 重氮盐的水解

取一支试管,加入 1 mL 氯化重氮苯溶液,在 50~60 ℃水浴中加热,观察有何现象发生。

2. 偶联反应

取一支试管,加入 1 mL 氯化重氮苯溶液,滴加数滴 β-萘酚碱性溶液,观察有无橙红色沉淀生成。如果无沉淀生成,滴加数滴 20% NaOH 溶液,再观察有无沉淀生成。

五、注释

(1) 过量的 HNO_2 溶液将 KI 氧化成 I_2,碘遇淀粉显蓝色。

（2）重氮盐与酚类物质进行偶联反应时，宜在弱碱性条件下进行。在制备重氮盐时，HCl 过量，影响偶联反应的正常进行，故需滴加少量 NaOH 溶液。

实验二十六　氨基酸纸层析（纸色谱）

一、目的要求

（1）通过氨基酸的分离，了解纸层析的原理和操作技术。
（2）掌握分配层析法。

二、实验原理

层析分离技术是利用被分离的混合物中各组分物理化学性质（分子的形状和大小、分子极性、吸附力、分子亲和力、分配系数等）的不同，使各组分以不同程度分布在两相（流动相和固定相）中，当流动相流过固定相时，各组分以不同的速度移动，从而达到分离的目的。

层析分离技术在 20 世纪初就已得到应用，如 1903 年用于植物色素的分离；1931 年用氧化铝柱分离了胡萝卜素的两种同分异构体；1944 年出现了以滤纸作为支持物的纸层析。

层析分离的种类很多。

（1）按流动相的状态，分为液相层析、气相层析。

（2）按固定相的使用形式，分为柱层析、纸层析、薄层层析等。

（3）按分离过程所主要依据的物理化学性质，分为吸附层析、分配层析、离子交换层析、凝胶层析、亲和层析等。

纸层析：以滤纸作为支持物的分配层析法，是 20 世纪 40 年代发展起来的一种生化分离技术。它由于具有设备简单、操作方便、所需样品量少、分辨率较高等优点而广泛地用于物质的分离，并可进行定性和定量的分析。缺点是展开时间较长。

分配层析法：利用物质在两种或两种以上的混合溶剂中的分配系数不同，而达到分离的目的的一种实验方法。在一定条件下，一种物质在某种溶剂系统中的分配系数是一个常数，即

$$\alpha = \frac{溶质在固定相的浓度}{溶质在流动相的浓度}$$

溶剂系统：由有机溶剂和水组成，水和滤纸纤维素有较强的亲和力，因而其扩散作用降低形成固定相，有机溶剂和滤纸亲和力弱，所以在滤纸毛细管中自由流动，形成流动相，由于混合液中各种氨基酸的分配系数值不同，其在两相中的分配

数量及移动速率(即比移值)就不同,从而达到分离的目的。

比移值 $$R_f = \frac{\text{点样点到斑点中心的距离}}{\text{点样点到溶剂前沿的距离}}$$

R_f 取决于被分离物质在两相间的分配系数以及两相间的体积比。由于在同一实验条件下,两相体积比是一常数,因此主要取决于分配系数。不同物质分配系数不同,R_f 也就不同。

影响 R_f 的主要因素如下。

(1) 物质的结构和分子极性。

结构不同,极性不同,在两相中的溶解度也就不同。物质的极性决定了物质在水和有机溶剂之间的分配情况,极性大的易溶于水中即固定相中,R_f 小;反之,则 R_f 较大。

(2) 层析溶剂。

首先,溶剂的纯度要高,否则需经预先处理(酸碱抽提、重蒸馏、脱水干燥等);其次,溶剂系统选择应考虑被分离的物质在溶剂系统中的 R_f 在 $0.05 \sim 0.85$,样品与被分离物质的组分的 R_f 之差最好大于 0.05;再次,有些溶剂系统必须新鲜配制,如正丁醇-甲酸-水系统久放易发生酯化;最后,溶质和溶剂之间若能形成氢键,对分配系数的影响很大。

(3) pH 值。

溶剂、滤纸和样品的 pH 值都会影响物质的解离,从而影响物质的极性和溶解度,使 R_f 改变;溶剂的 pH 值还可以影响流动相的含水量,溶剂的酸碱度大,吸水量多,使极性物质的 R_f 增加(可将滤纸和溶剂用缓冲溶液处理)。

(4) 滤纸。

层析滤纸由高纯度棉花制成,要求滤纸清洁、质地均一、厚薄一致、纤维松紧度适中、具有一定的机械强度、要被溶剂所饱和。

不同型号的滤纸,其厚薄程度、纤维松紧度各不相同,因此,滤纸纤维结合水的量不一样,两相的体积比也就不同,R_f 也不同。

另外,滤纸的杂质也会影响 R_f,必要时进行预处理(可用 $0.01 \sim 0.4$ mol·L^{-1} HCl 溶液处理,除去金属离子)。

(5) 实验温度和时间。

温度影响物质在两相中的溶解度,即影响分配系数;影响滤纸纤维的水合作用,影响固定相的体积;显著地影响溶剂系统的含水量,即影响流动相的组分比例。层析必须在恒温条件下进行,某些对温度敏感的溶剂系统,最好不配制成饱和溶液,因层析时间长而 R_f 大。

(6) 展开方式。

下行法(层析缸上部有一盛展开剂的液槽,滤纸点样端向上进入槽中,重现性差,斑点易扩散)R_f大,上行法 R_f 小;环行法(最好用无方向性的特制滤纸)用圆形滤纸层析时,由于内圈较外圈小,限制了溶剂的流动,R_f 较小。

(7) 样品溶液中的杂质。

如氯化钠的存在会影响氨基酸的 R_f。

三、仪器与试剂

(1) 仪器:毛细管、电热吹风机、层析缸、培养皿(大、小)、层析滤纸、铅笔、直尺等。

(2) 试剂:甘氨酸、亮氨酸标准样品(浓度 1%),待测氨基酸混合样品(浓度 1%),展开剂(正丁醇、冰乙酸、水按体积比 4∶1∶5 混合摇匀),显色剂(0.25%的水合茚三酮溶液)等。

四、实验步骤

1. 点样

取一圆形滤纸,以滤纸中心为圆心画一个半径约 1.5 cm 的圆(注意:找圆心时不可折叠滤纸),三等分圆周,在三个三等分点上分别用铅笔记下"甘""亮""混"字样作为点样点。圆心处开一个约 6 mm 的十字形切口。用三支毛细管分别吸取三种样品溶液(甘氨酸标准样品、亮氨酸标准样品、待测氨基酸混合样品),迅速点在相应的标记点上,点样直径为 2~3 mm,立即用冷风吹干。

2. 饱和

大培养皿中放置少量展开剂的下层溶液,小培养皿中放上层溶液,将小培养皿置于大培养皿中。将点好样的滤纸轻轻平放在小培养皿上(注意:不能接触到小培养皿中的溶液)。将大培养皿盖好,使滤纸在充满水蒸气的大培养皿中饱和 15 min,吸附足量水分。另将一张边长 2.5 cm 的洁净普通滤纸的一边剪成锯齿状,再卷成纸芯。

3. 展开

将饱和水分的滤纸从器皿中去除,迅速把纸芯剪齿的一端浸入展开剂中,立即盖好器皿。可以看见展开剂沿纸芯上升到滤纸上,然后在纸上水平展开。展开时间约为 50 min,取出滤纸,用铅笔仔细勾出展开剂前沿,然后用冷风吹干滤纸。

4. 显色

以吹风机热风(加快反应)将滤纸吹干显色。

纸层析操作步骤见图 4-15。纸色谱图见图 4-16。

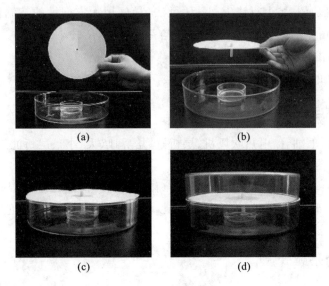

图 4-15　纸层析操作步骤

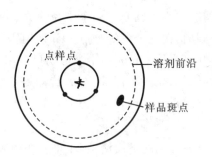

图 4-16　纸色谱图

五、实验结果与计算

(1) 用铅笔将色谱轮廓和中心点描出来。

(2) 测量点样点至色谱中心和至溶剂前沿的距离,计算各种氨基酸色谱的 R_f。

(3) 分析混合样品中未知氨基酸的组分。

实验二十七　糖类化合物的性质

一、目的要求

(1) 掌握糖类化合物的主要化学性质。

(2) 掌握糖类的鉴别方法。

二、实验原理

糖类化合物是一类多羟基的内半缩醛、酮及其聚合物。按其水解情况的不同，糖类化合物可分为单糖、双糖和多糖三类。

1. 单糖的性质

单糖的性质包括一般性质和特殊性质。一般性质主要表现为羰基的典型反应及羟基的典型反应。特殊性质有：水溶液中的变旋现象；与苯肼成脎；稀碱介质中的差向异构化；半缩醛、酮羟基与含羟基的化合物成苷；氧化反应（醛糖能被溴水温和氧化成糖酸，醛、酮都能被托伦试剂、斐林试剂氧化，被稀硝酸氧化为糖二酸，被高碘酸氧化分解成甲醛或甲酸）；强酸介质中与酚类化合物缩合而呈现颜色反应（如莫立许反应、谢里瓦诺夫反应）等。

2. 双糖的性质

双糖根据分子中是否还保留有原来一个单糖分子的半缩醛羟基而分成还原性双糖（如麦芽糖、乳糖、纤维二糖）与非还原性双糖（如蔗糖）。还原性双糖由于分子中还保留有原来单糖分子中的一个半缩醛羟基，水溶液中能开环成开链的醛式而表现出还原性（能被托伦试剂或斐林试剂氧化）、变旋现象及发生成脎反应。非还原性糖由于分子中没有半缩醛羟基而没有上述性质。双糖分子可在酸或酶催化下水解成单糖而表现出单糖的还原性。

3. 多糖的性质

多糖由成千上万个单糖单位缩合而成，难溶于水，无甜味，无还原性，能被酸或碱催化而逐步水解成单糖。

淀粉是一种常见的多糖，在酸或酶催化下水解，可逐步生成分子较小的多糖，最后水解成葡萄糖：淀粉—各种糊精—麦芽糖—葡萄糖。碘与淀粉作用显蓝紫色，与不同相对分子质量的糊精作用显红色或黄色，糖相对分子质量太小时，与碘作用不显色。常用碘实验对淀粉进行定性分析及检验淀粉的水解程度。

三、仪器与试剂

（1）仪器：试管、显微镜、载玻片、小烧杯、白瓷点滴板、长吸管等。

（2）试剂：班乃德试剂、莫立许试剂、谢里瓦诺夫试剂、2%葡萄糖溶液、2%果糖溶液、2%蔗糖溶液、2%麦芽糖溶液、1%淀粉溶液、1%碘溶液、5%NaOH溶液、浓盐酸、浓硫酸、斐林试剂（甲）、斐林试剂（乙）、5%$AgNO_3$溶液、4%$NH_3 \cdot H_2O$、浓氨水、10%NaOH溶液、2%H_2SO_4溶液等。

四、实验步骤

(一) 糖的还原性

1. 与托伦试剂反应

取四支试管,先分别加入 5％NaOH 溶液,振荡片刻后倒出,再分别重新加入 5％NaOH 溶液至试管的 1/3 处,套上试管夹,在酒精灯上加热至沸腾后撤火。倒掉 NaOH 溶液,洗净试管并冷却后待用。

取经过上述处理的试管,加入 4~5 mL 5％AgNO$_3$ 溶液,然后逐滴加入 4％NH$_3$·H$_2$O,边滴加边振荡,直到最初生成的沉淀刚好溶解为止,即得到托伦试剂。

将新制得的托伦试剂分成 4 份,然后分别加入 4 滴 2％葡萄糖溶液、2％果糖溶液、2％蔗糖溶液、2％麦芽糖溶液,摇匀,将试管同时在 50~60 ℃水浴中加热,观察有无银镜产生。

2. 与斐林试剂的反应

取五支试管,各加入 1 mL 斐林试剂(甲)和 1 mL 斐林试剂(乙),混匀,然后分别加入 4 滴 2％葡萄糖溶液、2％果糖溶液、2％蔗糖溶液、2％麦芽糖溶液、1％淀粉溶液,摇匀,将试管同时放入沸水浴中加热 2~3 min,然后取出冷却,观察。

(二) 糖的显色反应

1. 莫立许反应

取五支试管,各加入 1 mL 2％葡萄糖溶液、2％果糖溶液、2％蔗糖溶液、2％麦芽糖溶液、1％淀粉溶液,再向各试管中加入 4 滴新配制的莫立许试剂(15％α-萘酚乙醇溶液)。混合均匀后,将试管倾斜,沿着试管壁徐徐加入浓硫酸 1 mL(注意不要摇动),硫酸与糖溶液明显分为两层。观察液面交界处有无紫色环出现。若数分钟内没有颜色变化,可在水浴中温热,观察现象。

2. 谢里瓦诺夫反应

取四支试管,分别加入 10 滴谢里瓦诺夫试剂,再各滴入 2 滴 2％葡萄糖溶液、2％果糖溶液、2％蔗糖溶液、2％麦芽糖溶液,混合均匀后,将试管同时放入沸水浴中加热 2 min,观察并比较试管中出现的颜色的次序。

(三) 淀粉的碘实验

在试管中加入 10 滴 1％淀粉溶液,再加入 1 滴 1％碘溶液,观察现象。将试管放入沸水中加热 5~10 min,观察现象,取出冷却后,结果如何?

(四) 糖类的水解

1. 蔗糖的水解

取两支试管,分别加入 2％蔗糖溶液 0.1 mL 和蒸馏水 1~2 mL,然后向一支试管中加入 3～5 滴 2‰ H_2SO_4 溶液,向另一支试管中加入 3～5 滴蒸馏水,混合均匀后,将两支试管同时放入水浴中加热 10～15 min。取出两支试管,冷却后第一支试管用 10％NaOH 溶液中和,然后向两支试管中各加入 1 mL 班乃德试剂,摇匀,将两支试管同时放入沸水浴中加热 2～3 min,观察、比较两支试管的颜色变化并解释现象。

2. 淀粉的酸水解

取一只小烧杯加入 1％淀粉溶液 10 mL 和 8 滴浓盐酸,放在沸水浴中加热,每隔 5 min 从烧杯中取出 1 滴淀粉水解液在白瓷点滴板上做碘实验,直到不再起碘反应为止(约 30 min)。然后取下小烧杯,向其中滴加 10％NaOH 溶液至呈弱碱性为止。另取两支试管,分别加入淀粉水解液 1 mL 和 1％淀粉溶液 1 mL,各滴加 4 滴班乃德试剂,摇匀,同时放入沸水浴中加热 2～5 min,观察现象。

五、注意事项

(1) 莫立许反应很灵敏,在实验时如不慎有滤纸碎片落入试管中,也会得到阳性结果。某些化合物(如甲酸、丙酮、乳酸和草酸等)都呈阳性结果。所以只能用其阴性结果来判定糖类化合物不存在。

(2) 谢里瓦诺夫试剂的配制:取 0.01 g 间苯二酚溶于 10 mL 浓盐酸中,加 10 mL 水混合均匀即成。

(3) 谢里瓦诺夫反应是鉴定酮糖的特殊反应。酮糖与 HCl 共热生成糠醛衍生物,再与间苯二酚形成鲜红色的缩合物。在谢里瓦诺夫反应中,酮糖变为糠醛衍生物比醛糖快 15～20 倍。若加热时间过长,葡萄糖、麦芽糖、蔗糖也有阳性结果。另外,葡萄糖浓度高时,在酸存在下,能部分转化为果糖。因此进行本实验应注意:HCl 和葡萄糖的浓度均不得超过 12％,观察颜色或沉淀的时间不得超过加热后 20 min。

实验二十八　氨基酸和蛋白质的性质

一、目的要求

验证氨基酸和蛋白质的某些重要化学性质。

二、实验原理

在弱酸性(pH 5～7)条件下,蛋白质或氨基酸与茚三酮共热,可生成蓝紫色缩合物。此反应为一切蛋白质和 α-氨基酸所共有(亚氨基酸如脯氨酸和羟脯氨酸产生黄色化合物)。含有氨基的其他化合物也可发生此反应。

第一步：

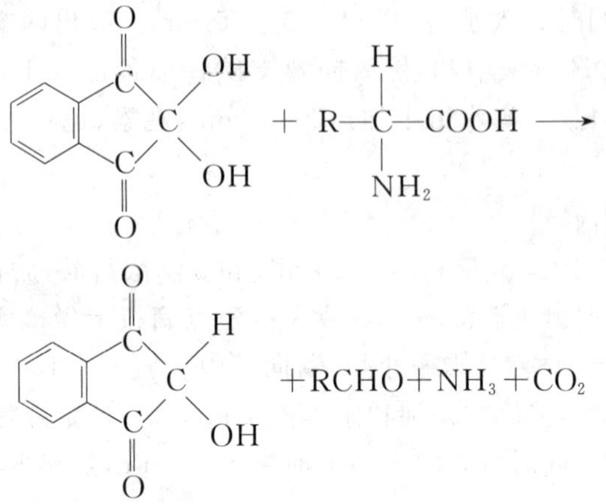

第二步：

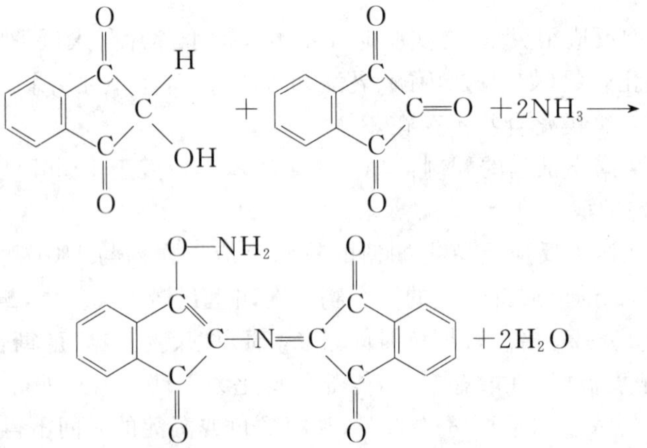

脲又称尿素，是碳酸的衍生物，受热条件下可分子间脱氨得到缩二脲，反应式如下：

$$H_2N-\overset{\overset{O}{\|}}{C}-NH_2 + H_2N-\overset{\overset{O}{\|}}{C}-NH_2 \xrightarrow{\triangle} H_2N-\overset{\overset{O}{\|}}{C}-NH-\overset{\overset{O}{\|}}{C}-NH_2 + NH_3$$

在缩二脲的碱溶液中加入少量的稀 $CuSO_4$ 溶液，溶液呈紫红色或者红色，该反应可用于鉴别缩二脲，又称缩二脲反应。除缩二脲外，凡具有 $-\overset{\overset{O}{\|}}{C}-NH-\overset{\overset{O}{\|}}{C}-$ 结构的化合物，如蛋白质、二肽以上的肽也可以发生缩二脲反应，因此该反应常用于鉴别氨基酸和蛋白质或氨基酸和多肽。

蛋白质是氨基酸的多聚物，天然状态下均具有独特而稳定的构象，属高分子化合物。蛋白质相对分子质量大，分子颗粒的直径一般在 1～100 nm，其水溶液属于胶体分散体系。由于胶体中胶粒带同种电荷，彼此间相互排斥使胶粒不易聚集长大，故蛋白质溶液可以稳定存在相当长的时间。

但是胶体的稳定是暂时、相对和有条件的，倘若减弱或消除使溶胶暂时稳定存在的因素，如加入电解质，就能使胶粒聚集成较大的颗粒而沉降。这种因加入电解质导致蛋白质聚沉析出的过程称为盐析。

向蛋白质溶液中加入高浓度的电解质后，离子浓度增大，与胶粒带相反电荷的离子挤入胶团的吸附层，减少甚至完全中和了胶粒的电荷，使胶粒之间的静电排斥力减小，相互碰撞时就会聚集成较大的颗粒沉淀下来。

蛋白质的盐析是可逆过程，发生盐析后，若再加入大量的水，减小离子浓度，蛋白质又会重新恢复胶体状态。盐析不同蛋白质所需盐浓度与蛋白质种类及 pH 值有关。相对分子质量大的蛋白质(如球蛋白)比相对分子质量小的(如清蛋白)易于析出。但需要注意的是盐析时使用的盐一般是硫酸铵、硫酸钠、氯化钠等。若加入硫酸铜或硝酸银等重金属盐，蛋白质也会沉淀，但是这种沉淀是由于破坏了蛋白质的空间构象而引起的，属于蛋白质的变性。

蛋白质的特殊功能和活性不仅取决于蛋白质的一级结构，还与其特定的空间构象密切相关。天然蛋白质受物理因素(加热、高压、紫外线、X 射线)或化学因素(强酸、强碱、尿素、重金属盐、三氯乙酸等)影响，导致二硫键和非共价键的破坏，从而发生空间构象的破坏而丧失生物活性和其他物理、化学性质的变化，称为蛋白质的变性。

很多蛋白质中含有巯基，两个巯基可以相连形成二硫键，二硫键对维持蛋白质的二级结构非常重要，如果二硫键遭到破坏，蛋白质的空间构象就无法维持，从而丧失生物活性，其物理、化学性质也会发生变化。巯基很容易与重金属离子反应，破坏二硫键，从而破坏蛋白质的二级结构，引起蛋白质的变性。因此向蛋白质中加入电解质溶液时，一定要区分发生的盐析还是变性。

生物碱是植物中具有显著生理作用的一类含氮的碱性物质。凡能使生物碱沉淀，或能与生物碱作用产生颜色反应的物质，称为生物碱试剂。如鞣酸、苦味酸和磷钨酸等。当蛋白质溶液 pH 值低于其等电点时，蛋白质为阳离子，能与生物碱试剂的阴离子结合成盐而沉淀。溶液中的蛋白质也能被有机酸沉淀，其中以三氯乙酸的作用最为灵敏而且特异，因此有机酸被广泛地用于沉淀蛋白质。

大多数蛋白质在加热时，由于空间结构被破坏而丧失其稳定性，因此变性凝固。蛋白质的热变性作用与加热时间平行，并随温度的升高而加快。短时间加热可引起凝固。加热时，盐类的存在及溶液酸碱度对蛋白质的凝固有很大影响。处于等电点状态的蛋白质加热时凝固最完全、最迅速。在强酸或强碱溶液中，蛋白质分子带有正电荷或负电荷虽加热也不凝固。但溶液中若有中性盐存在，则蛋白质可因加热而凝固。

三、仪器与试剂

(1) 仪器：试管、恒温水浴箱等。

(2) 试剂：0.2%茚三酮试剂、0.2%亮氨酸溶液、1%鸡蛋白溶液、5%NaOH 溶液、1%$CuSO_4$溶液、固体硫酸铵等。

四、实验步骤

1. 与茚三酮的显色反应

在两支试管中分别加入 0.2%亮氨酸溶液 5 滴和 1%鸡蛋白溶液 15 滴，加入 0.2%茚三酮试剂 2～3 滴，摇匀，水浴中加热 10～15 min，观察现象。

2. 缩二脲反应

在一支试管中加入 1%鸡蛋白溶液 5 滴和 5%NaOH 溶液 5 滴，摇匀后加入 1% $CuSO_4$溶液 2 滴，振荡试管并观察颜色变化。

3. 蛋白质的盐析

在一支试管中加入 1%鸡蛋白溶液 5 滴，然后加入固体硫酸铵，边加边细心搅拌，待加到一定浓度时，观察有何现象产生。用大量水稀释后，又有何现象？

4. 蛋白质的变性

在一支试管中加入 1%鸡蛋白溶液 5 滴及 1%$CuSO_4$溶液 2 滴，观察有无沉淀产生。

五、思考题

(1) 怎样区分蛋白质的可逆沉淀和不可逆沉淀？

(2) 在蛋白质的缩二脲反应中，为什么要控制 $CuSO_4$ 溶液的加入量？过量的 $CuSO_4$ 会导致什么结果？

实验二十九　乙酰水杨酸(阿司匹林)的合成

一、目的要求

(1) 了解乙酰水杨酸(阿司匹林)的制备原理和方法。

(2) 进一步熟悉重结晶、熔点测定、抽滤等基本操作。

(3) 了解乙酰水杨酸的应用价值。

二、实验原理

乙酰水杨酸即阿司匹林(Aspirin)，是 19 世纪末合成成功的，作为有效的解热止痛、治疗感冒的药物,至今仍广泛使用。有关报道表明,人们正在发现它的某些新功能。水杨酸可以止痛,常用于治疗风湿病和关节炎。它是一种具有双官能团的化合物,一个是酚羟基,一个是羧基,羧基和羟基都可以发生酯化反应,而且还可以形成分子内氢键,阻碍酰化和酯化反应的发生。

阿司匹林是由水杨酸(邻羟基苯甲酸)与乙酸酐进行酯化反应而得的。水杨酸可由水杨酸甲酯,即冬青油(由冬青树提取而得)水解制得。本实验就是用邻羟基苯甲酸(水杨酸)与乙酸酐反应制备乙酰水杨酸。反应式为

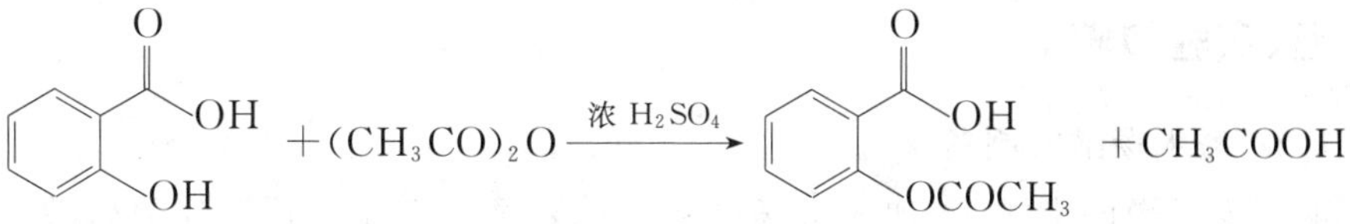

副反应:

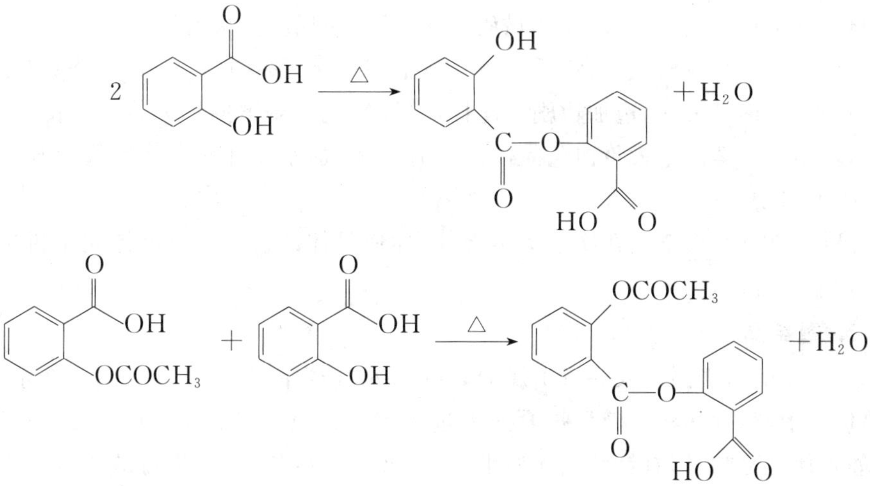

三、仪器与试剂

(1) 仪器:常用玻璃仪器、大试管、试管夹、烧杯(50 mL)、水浴锅、抽滤装置、表面皿、分析天平等。

(2) 试剂:水杨酸、乙酸酐、浓硫酸、乙醇、0.1%$FeCl_3$ 溶液。

四、试剂及产物物理常数

试剂及产物物理常数见表 4-6。

表 4-6　试剂及产物物理常数

名　　称	相对分子质量	熔点或沸点/℃	溶　解　性		
			水	醇	醚
水杨酸	138	158(s)	微	易	易
乙酸酐	102.09	139.35(l)	易	溶	∞
乙酰水杨酸	180.17	135(s)	溶(热)	溶	微

五、实验步骤

1. 乙酰水杨酸的制备

取一支干燥的大试管,加入水杨酸 2.0 g、乙酸酐 7 mL,再滴加浓硫酸 5 滴。振荡试管至溶液澄清,在试管口塞脱脂棉,套上试管夹后置于 80~90 ℃ 的热水浴中加热 15 min。每隔 2 min 拿出试管振荡几下,使反应体系均匀。

反应完毕后,取出试管,将反应物倒入置于冷水浴中的 50 mL 小烧杯里。取 25 mL 水,先逐滴加入,边加边剧烈搅拌,再缓慢地将剩下的水分若干次倒入小烧杯中,剧烈搅拌至产生大量白色晶体。如有必要,加水搅拌时可多次换冷却水,避免产生油状物。

晶体产生后,可继续在冷水浴中冷却,加速晶体的析出。待晶体完全析出后,减压抽滤。

2. 重结晶

将抽干的粗产品转入一只干燥的 50 mL 小烧杯中,加入乙醇 5 mL,在水浴上加热使之溶解,趁热将溶液用折叠滤纸过滤到另一只小烧杯中,加入 15 mL 蒸馏水,静置使之冷却,即有针状晶体析出,待溶液完全冷却后,再进行减压过滤,并用少量蒸馏水洗涤漏斗中的晶体两次,抽干。将漏斗中的乙酰水杨酸晶体移至一干净表面皿上,干燥,称重,计算产率。取少量晶体溶于 10 mL 乙醇中,加入 0.1% FeCl$_3$ 溶液 2 滴,观察有无变化。

六、注意事项

(1) 热水浴温度不可过高,否则会生成副产物水杨酰水杨酸。

(2) 反应结束向反应体系中加水的时候要缓慢倒入,同时要快速搅拌,以免产生油状物造成实验失败。

实验三十　对硝基苯甲酸的制备

一、目的要求

（1）掌握利用对硝基甲苯制备对硝基苯甲酸的原理及方法。
（2）掌握电动搅拌装置的安装及使用。
（3）练习并掌握酸性固体产品的纯化方法。

二、实验原理

该反应为两相反应，还要不断滴加浓硫酸，为了尽可能使其迅速、均匀地混合，增加两相的接触面，并避免因局部过浓、过热而导致其他副反应的发生或有机物的分解，本实验采用电动搅拌装置。这样不但可以较好地控制反应温度，同时也能缩短反应时间和提高产率。

生成的粗产品为酸性固体物质，可通过加碱溶解，再酸化的办法来纯化。纯化的产品用蒸汽浴干燥。

三、仪器与试剂

（1）仪器：三口烧瓶、滴液漏斗、电动搅拌装置、抽滤装置、酒精灯、水浴箱、冷凝管、烧杯、分析天平等。

（2）试剂：对硝基甲苯、$Na_2Cr_2O_7$、浓硫酸、乙醇、冰块、5％H_2SO_4溶液、15％H_2SO_4溶液、5％NaOH溶液、活性炭。

四、试剂及产物物理常数

试剂及产物物理常数见表 4-7。

表 4-7　试剂及产物物理常数

名　称	相对分子质量	用量	熔点/℃	沸点/℃	相对密度 d_4^{20}	水中的溶解度/[g·(100 mL)$^{-1}$]
对硝基甲苯	137.14	2 g(0.015 mol)	51.3	237.7	1.286	不溶

续表

名　称	相对分子质量	用量	熔点/℃	沸点/℃	相对密度 d_4^{20}	水中的溶解度/$[g \cdot (100 \text{ mL})^{-1}]$
Na$_2$Cr$_2$O$_7$	298.05	6 g(0.02 mol)	356.7	400	2.348	易溶
浓硫酸	98	10 mL(0.18 mol)	10.4	340	1.84	∞
对硝基苯甲酸	167.12		242		1.610	难溶
15%H$_2$SO$_4$		20 mL				∞
5%NaOH		25 mL				∞

五、实验步骤

(1) 安装带搅拌、回流、滴液的装置(见图4-17)。

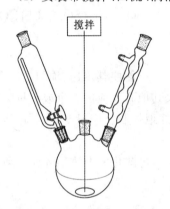

图 4-17　合成对硝基苯甲酸的实验装置

(2) 在 100 mL 三口烧瓶中依次加入 2 g 对硝基甲苯、6 g Na$_2$Cr$_2$O$_7$ 粉末及 40 mL 水。

(3) 在搅拌下自滴液漏斗滴入 10 mL 浓硫酸。(注意用冷水冷却,以免对硝基甲苯因温度过高挥发而凝结在冷凝管上。)

(4) 浓硫酸滴完后,加热回流 0.5 h,反应液呈黑色。(在此过程中,冷凝管可能有白色的对硝基甲苯析出,可适当关小冷凝水阀,使其熔融滴下。)

(5) 待反应物冷却后,搅拌下加入 40 mL 冰水,有沉淀析出,抽滤并用 25 mL 水分两次洗涤。

(6) 将洗涤后的对硝基苯甲酸黑色固体放入盛有 15 mL 5%H$_2$SO$_4$ 溶液的容器中,沸水浴上加热 10 min,冷却后抽滤。(目的是除去未反应完的铬盐。)

(7) 将抽滤后的固体溶于 25 mL 5%NaOH 溶液中,50 ℃加热后抽滤,在滤液中加入 1 g 活性炭,煮沸趁热抽滤。(此步操作很关键,温度过高时对硝基甲苯熔化被滤入滤液中,温度过低时对硝基苯甲酸钠会析出,影响产物的纯度或产率。)

(8) 充分搅拌下将抽滤得到的滤液慢慢加入盛有 20 mL 15%H$_2$SO$_4$ 溶液的烧杯中,析出黄色沉淀,抽滤,用少量冷水洗涤两次,干燥后称重。(加入顺序不能颠倒,否则会造成产品不纯。)

(9) 用水和乙醇的混合溶剂重结晶粗品对硝基苯甲酸。

六、注意事项

（1）安装仪器前，要先检查电动搅拌装置转动是否正常，搅拌棒要垂直安装，安装好仪器后，再检查转动是否正常。

（2）从滴加浓硫酸开始，在整个反应过程中，一直保持搅拌。

（3）在滴加浓硫酸时，只搅拌，不加热；加浓硫酸的速度不能太快，否则会引起剧烈反应。

（4）转入 40 mL 冷水中后，可用少量（约 10 mL）冷水再洗涤烧瓶。

（5）碱溶时，可适当温热，但温度不能超过 50 ℃，以防未反应的对硝基甲苯熔化，进入溶液。

（6）酸化时，将滤液倒入酸中，不能反过来将酸倒入滤液中。

（7）纯化后的产品，用蒸汽浴干燥。

实验三十一　乙酰苯胺的制备

一、目的要求

（1）学习和掌握合成乙酰苯胺的原理和实验操作。

（2）学习重结晶的基本操作，巩固分馏操作技术。

二、实验原理

1. 乙酰苯胺的制备

胺的酰化在有机合成中有着重要的作用。作为一种保护措施，一级和二级芳胺在合成中通常被转化为它们的乙酰基衍生物以降低胺对氧化降解的敏感性，使其不被反应试剂破坏；同时氨基酰化后降低了氨基在亲电取代反应（特别是卤代）中的活化能力，使其由很强的定位基变为中等强度的定位基，使反应由多元取代变为有用的一元取代，由于乙酰基的空间位阻，往往选择性地生成对位取代物。

苯胺（$C_6H_5NH_2$）与乙酰化试剂（如冰乙酸、$(CH_3CO)_2O$、CH_3COCl 等）反应可制得乙酰苯胺。苯胺与 CH_3COCl 反应最快，$(CH_3CO)_2O$ 次之，冰乙酸最慢。但冰乙酸价格便宜，操作方便，为常用乙酰化试剂。其反应式为

本反应为可逆反应，在实验中冰乙酸过量，并随时将生成的水蒸出，以使苯胺完全反应，提高反应产率。

2. 重结晶

固体有机物在溶剂中的溶解度与温度有密切关系。一般是温度升高,溶解度增大。利用溶剂对被提纯物质及杂质的溶解度不同,可以使被提纯物质从过饱和溶液中析出,而让杂质全部或大部分仍留在溶液中,或者相反,从而达到分离、提纯的目的。在一般情况下,重结晶只能纯化杂质含量约 5% 的化合物。

对重结晶有机粗产物,一般需经过以下几个步骤。

(1) 选择适宜的溶剂。

(2) 将待重结晶物质制成热的饱和溶液。

(3) 趁热过滤除去不溶性杂质。

(4) 抽滤。

(5) 结晶的洗涤和干燥。

三、仪器与试剂

(1) 仪器:圆底烧瓶、锥形瓶、刺形分馏柱、蒸馏头、温度计(150 ℃)、抽滤瓶、布氏漏斗、酒精灯、量筒、热水漏斗、尾接管、烧杯、表面皿、烘箱、分析天平等。

(2) 试剂:$C_6H_5NH_2$、冰乙酸、Zn 粉、活性炭等。

四、试剂及产物物理常数

试剂及产物物理常数见表 4-8。

表 4-8　试剂及产物物理常数

化合物名称	相对分子质量	性　状	相对密度 d_4^{20}	熔点/℃	沸点/℃	折光率 n	溶解度/[g · (100 mL)$^{-1}$]		
							水	乙醇	乙醚
苯胺	93.13	无色液体	1.0217	−5.89	184.4	1.5863	3.4^{20}	∞	∞
乙酰苯胺	135.17	白色固体	1.0261	114.3	304	2.22^{120}	0.56^{25}	易	易
乙酸	60.05	无色液体	1.0492	16.75	118.1	1.3720	∞	∞	∞

五、实验步骤

实验装置见图 4-18。

在圆底烧瓶中,加入 5 mL 新蒸馏的 $C_6H_5NH_2$、7.5 mL 冰乙酸及少许 Zn 粉(约 0.1 g)。装上一支刺形分馏柱,柱顶接蒸馏头,蒸馏头上端放一支温度计(150 ℃),支管接尾接管,用一个锥形瓶接收蒸馏出的水。加热圆底烧瓶,维持柱顶温度在 105 ℃左右约 50 min,当温度下降或瓶内出现白雾时反应基本完成,停止加热。

在不断搅拌下,将反应物趁热以细流慢慢倒入盛有 100 mL 冷水的烧杯中,剧烈搅拌,冷却,待粗乙酰苯胺完全析出时,减压抽滤,用 5～10 mL 冷水洗涤,以除

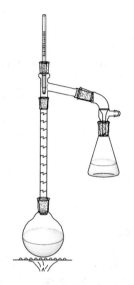

图 4-18　合成乙酰苯胺的实验装置

去酸液,抽干,得粗品乙酰苯胺。

　　将粗品乙酰苯胺转入盛有 100 mL 热水的烧杯中,加热至沸,使之溶解,如仍有未溶解的油珠,可补加热水,至油珠全溶。稍冷后,加入约 1 g 活性炭,在加热下搅拌几分钟,趁热用热水漏斗过滤,将滤液自然冷却至室温,析出乙酰苯胺白色晶体。抽滤,将产品放入干净的表面皿里在 100 ℃ 以下的烘箱中烘干,得干燥的精品乙酰苯胺,称量。

实验三十二　乙酸乙酯的制备

一、目的要求

(1) 熟悉和掌握酯化反应的基本原理和酯的制备方法。
(2) 掌握液体有机化合物的精制方法。

二、实验原理

　　在少量酸(H_2SO_4 或 HCl)催化下,羧酸和醇反应生成酯,这个反应称为酯化反应。该反应通过加成-消去过程实现。质子活化的羰基被亲核的醇进攻发生加成,在酸作用下脱水成酯。该反应为可逆反应,为了完成反应,一般使用大量过量的反应试剂(根据反应物的价格,过量酸或过量醇)。有时可以加入与水恒沸的物质不断从反应体系中带出水,使平衡移动(即减小产物的浓度)。在实验室中也可以采用分水器来完成。

在本实验中,利用冰乙酸和乙醇反应,得到乙酸乙酯。反应式如下:

$$\mathrm{CH_3COOH + CH_3CH_2OH \underset{110\sim120\,°C}{\overset{H_2SO_4}{\rightleftharpoons}} CH_3COOC_2H_5 + H_2O}$$

三、仪器与试剂

(1) 仪器:恒压滴液漏斗、三口烧瓶、温度计、蒸馏头、直形冷凝管、尾接管、油浴装置、锥形瓶等。

(2) 试剂:冰乙酸、乙醇、浓硫酸、饱和 Na_2CO_3 溶液、饱和 NaCl 溶液、饱和 $CaCl_2$ 溶液、无水 K_2CO_3 等。

四、试剂及产物物理常数

试剂及产物物理常数见表 4-9。

表 4-9　试剂及产物物理常数

名　称	相对分子质量	性状	折光率	相对密度	熔点/℃	沸点/℃	溶解度/[g·(100 mL)$^{-1}$]		
							水	醇	醚
冰乙酸	60.05	无色液体	1.3698	1.049	16.6	118.1	∞	∞	∞
乙醇	46.07	无色液体	1.3614	0.780	−117	78.3	∞	∞	∞
乙酸乙酯	88.10	无色液体	1.3722	0.905	−84	77.15	8.6	∞	∞

五、实验步骤

实验装置见图 4-19 和图 4-20。

在 100 mL 三口烧瓶中的一侧口装配一恒压滴液漏斗,另一侧口固定一支温度计,中口装配蒸馏头、温度计及直形冷凝管。冷凝管的末端连接尾接管及锥形瓶,锥形瓶用冰水浴冷却。

在一小锥形瓶中放入 3 mL 乙醇,一边摇动,一边慢慢加入 3 mL 浓硫酸,并将此溶液倒入三口烧瓶中。配制 20 mL 乙醇和 14.3 mL 冰乙酸的混合溶液倒入恒压滴液漏斗中。用油浴加热烧瓶,保持油浴温度在 140 ℃左右,反应体系温度约为120 ℃。然后把恒压滴液漏斗中的混合溶液慢慢滴加到三口烧瓶中。调节加料的速度,使之和酯蒸出的速度大致相等。加料约 70 min。这时保持反应物温度为120~125 ℃。滴加完毕后,继续加热约 10 min,直到不再有液体流出为止。

先用饱和 Na_2CO_3 溶液中和馏出液中的酸,直到无 CO_2 气体逸出为止,然后在分液漏斗中依次用等体积的饱和 NaCl 溶液(洗涤 Na_2CO_3 溶液)、饱和 $CaCl_2$ 溶液(洗涤醇,$CaCl_2$ 可与醇生成配合物)洗涤馏出液,最后将上层的乙酸乙酯倒入干燥

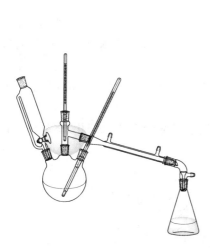

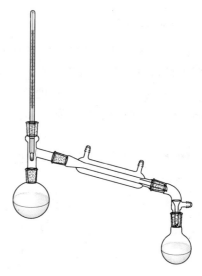

图 4-19　乙酸乙酯的合成装置　　　　　　图 4-20　乙酸乙酯的蒸馏纯化装置

的小锥形瓶中，加入无水 K_2CO_3 干燥 30 min。

　　注意：由于乙酸乙酯可以与水、醇形成二元、三元共沸物，因此在馏出液中还有水、乙醇。在此用饱和溶液的目的是降低乙酸乙酯在水中的溶解度。

　　将干燥好的粗乙酸乙酯转移至 50 mL 单口烧瓶中，水浴加热，常压蒸馏，收集 74～84 ℃馏分。称重并计算产率。

六、注意事项

（1）控制反应温度在 120～125 ℃，温度过高会增加副产物乙醚的含量。

（2）控制浓硫酸滴加速度，若太快，则会因局部放出大量的热量而引起暴沸。

（3）洗涤时注意放气，有机层用饱和 NaCl 溶液洗涤后，尽量将水相分干净。

（4）对干燥后的粗产品进行蒸馏时，收集 74～84 ℃馏分。

实验三十三　从茶叶中提取咖啡因

一、目的要求

（1）学习从植物中提取生物碱的原理及方法。

（2）学会脂肪提取器（索氏提取器）的安装及使用方法。

（3）练习用升华法纯化咖啡因。

二、实验原理

茶叶中含有多种生物碱,其中以咖啡因为主,占 $1\% \sim 5\%$ 。另外,还含有 $11\% \sim 12\%$ 的单宁酸(又名鞣酸)、0.6% 的色素、纤维素、蛋白质等。咖啡因是弱碱性化合物,易溶于氯仿(溶解度为 12.5%)、水(溶解度为 2%)及乙醇(溶解度为 2%)等。在苯中的溶解度为 1% (热苯为 5%)。单宁酸易溶于水和乙醇,但不溶于苯。

咖啡因是杂环化合物嘌呤的衍生物,它的化学名称为 1,3,7-三甲基-2,6-二氧嘌呤,其结构式如下:

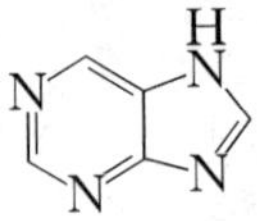

嘌呤 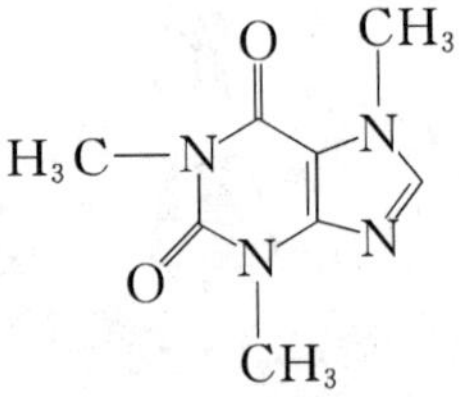　　　　　　　　　　　咖啡因

含结晶水的咖啡因为无色针状晶体,味苦,能溶于水、乙醇、氯仿等。在 100 ℃时即失去结晶水,并开始升华,120 ℃时升华较显著,至 178 ℃时升华很快。无水咖啡因的熔点为 234.5 ℃。

为了提取茶叶中的咖啡因,往往利用适当的溶剂(如氯仿、乙醇、苯等)在脂肪提取器中连续萃取,然后蒸出溶剂,即得粗咖啡因。粗咖啡因中还含有一些生物碱和杂质,利用升华法可进一步纯化。

工业上咖啡因主要通过人工合成制得。它具有刺激心脏、兴奋大脑神经和利尿等作用,因此可作为中枢神经兴奋药。它也是复方阿司匹林(APC)等药物的组分之一。

咖啡因可以通过测定熔点及光谱法加以鉴别。此外,还可以通过制备咖啡因水杨酸盐衍生物进一步得到确证。咖啡因作为碱,可与水杨酸作用生成水杨酸盐,此盐的熔点为 137 ℃。

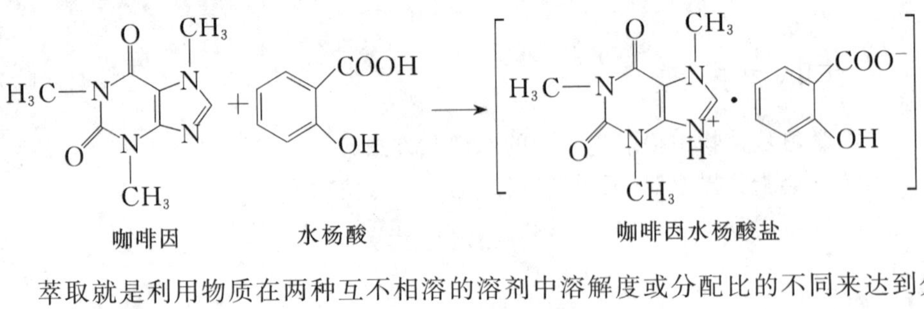

咖啡因　　　　　　水杨酸　　　　　　　　　　咖啡因水杨酸盐

萃取就是利用物质在两种互不相溶的溶剂中溶解度或分配比的不同来达到分

离、提取或纯化目的的一种操作。根据分配定律,在一定温度下,有机物在两种溶剂中的浓度之比为一常数,即

$$K = \frac{C_A}{C_B}$$

式中:C_A、C_B分别为物质在溶剂 A 和溶剂 B 中的溶解度;K 为分配系数。

当用一定量的溶剂从水溶液中萃取有机化合物时,根据分配定律可以计算出萃取 n 次后,水中的剩余量应为

$$m_n = m_0 \left(\frac{KV}{KV+S} \right)^n$$

式中:m_0、m_n分别为萃取前和萃取 n 次后水中被萃取物质的量(g);V、S 分别为水的体积和每次萃取所用溶剂的体积(mL)。

由上式可以看出,把一定量的溶剂分成几份多次萃取要比用全部量的溶剂一次萃取效果更好。

升华是纯化固体有机物的方法之一。某些物质在固态时有相当高的蒸气压,当加热时不经液态而直接汽化,这个过程称为升华。升华得到的产品有较高的纯度,这种方法特别适用于纯化易潮解或与溶剂起作用的物质。

升华法只能用于纯化在不太高的温度下有足够的蒸气压(在熔点以下高于266.6 Pa)的固态物质,因此,有一定的局限性。

三、仪器与试剂

(1) 仪器:酒精灯、瓷坩埚、三脚架、蒸发皿、玻璃棒、圆形大滤纸、漏斗、台秤、烧杯(5 L)、量筒、滤纸等。

(2) 试剂:$Ca(OH)_2$(固体,分析纯)、粗老茶叶等。

四、实验步骤

1. 浓茶水的制备

称取茶叶 100 g,置于 5 L 烧杯中,加水煮沸约 30 min,其间可补加适量的水,以免煮干。用纱布、漏斗过滤除去茶叶渣,得黄褐色、混浊浓茶水待用。

2. 浓缩与焙干

用量筒量取 30 mL 浓茶水于蒸发皿中,加 $Ca(OH)_2$ 固体 10 g,搅拌成糊状,置于铁圈上加热煮沸。待混合物呈泥团状后,可垫上石棉网,小火焙干。焙炒时,用玻璃棒压碎块状物,使其成直径约 2 mm 的颗粒,小心蒸干水分,使混合物呈浅卡其色松散状即可。由于撤火后,蒸发皿尚有余温,仍可继续蒸发水分,故应注意火候,避免混合物被烤煳或咖啡因升华。

3. 升华制得咖啡因

用一张直径略大于蒸发皿口径的滤纸(滤纸口先刺上一些小孔)盖住蒸发皿

口,滤纸上倒扣一个三角漏斗,漏斗口用脱脂棉塞住。压实漏斗,整理滤纸,使蒸发皿和滤纸边缘不留空隙。

用酒精灯小火加热蒸发皿 10~15 min,停止加热,自然冷却至不烫手为止,小心取下漏斗和滤纸,会看到滤纸在靠近蒸发皿的那面上附着大量针状晶体。

五、注意事项

(1) 加入 $Ca(OH)_2$ 的目的有三个:①咖啡因是一种弱碱,在茶叶中是与酸性物质结合以盐的形式存在。$Ca(OH)_2$ 的碱性强于咖啡因,可以将盐状的咖啡因变成游离状,利于升华。②过量 $Ca(OH)_2$ 可以吸水。③$Ca(OH)_2$ 还能起到赋形的作用,帮助分散有机物、避免结块,利于升华。

(2) 本实验的关键步骤是焙干。如果没有完全焙干,升华时多余的水分会打湿滤纸,即使咖啡因成功升华也会溶解;如果焙得过干,大部分咖啡因会在这一步升华,影响产率。

(3) 升华时一定要小火加热,最好是酒精灯的火焰刚好接触石棉网,徐徐加热。如果火焰太大,升温太快,滤纸和咖啡因会炭化变黑;如果火焰太小,升温太慢,会浪费时间,加热结束后部分咖啡因还没有升华,影响收率。

(4) 倘若第二步焙干不完全,升华时水蒸气打湿滤纸,则此时需要耐心小火加热直至将滤纸烤干,而不局限于升华时间,仍能得到晶体。

实验三十四　减压蒸馏

一、目的要求

(1) 了解减压蒸馏的原理和应用范围。
(2) 认识减压蒸馏的主要仪器设备,了解它们的作用。
(3) 掌握减压蒸馏仪器的安装和操作程序。

二、实验原理

减压蒸馏是分离和提纯有机化合物的一种重要方法。它特别适用于那些在常压蒸馏时未达到沸点即已受热分解、氧化或聚合的物质。

液体的沸点是指它的蒸气压等于外界大气压时的温度。所以液体的沸点是随外界压力的降低而降低的。因而如用真空泵连接盛有液体的容器,使液体表面上的压力降低,即可降低液体的沸点。这种在较低压力下进行蒸馏的操作就称为减压蒸馏。

减压蒸馏时物质的沸点与压力有关。有时在文献中查不到减压蒸馏选择的压力与相应的沸点,则可根据图 4-21 的经验曲线找出近似值。对于一般的高沸点有机物,当压力降低到 2.67 kPa(20 mmHg)时,其沸点要比常压下的沸点低100～120 ℃。当减压蒸馏在 1.33～3.33 kPa(10～25 mmHg)进行时,大体上压力每相差 0.133 kPa(1 mmHg),沸点约相差 1 ℃。当要进行减压蒸馏时,预先粗略地估计出相应的沸点,对具体操作和选择合适的温度计与热浴都有一定的参考价值。

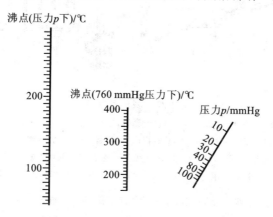

图 4-21　沸点-压力的经验计算图

三、仪器与试剂

(1) 仪器:减压蒸馏装置、沸石、分析天平等。
(2) 试剂:苯甲醇等。

四、试剂物理常数

苯甲醇在不同压力下的沸点见表 4-10。

表 4-10　苯甲醇在不同压力下的沸点

压力/kPa	101.325	5.0	4.0	3.0	2.0	1.0	0.5
沸点/℃	205.4	102.7	96.8	89.5	79.6	64.0	49.7

五、实验步骤

实验装置见图 4-22。

本实验是对粗制的苯甲醇进行纯化。

苯甲醇在 101.325 kPa 时的沸点为 205.4 ℃,沸点较高,为防止其在高温下氧化或炭化,可采用减压蒸馏方法纯化。但粗制的苯甲醇中,含有一定量的水分和其他低沸点物质,故要先进行常压蒸馏和水泵预减压蒸馏,然后才能进行油泵减压蒸馏。

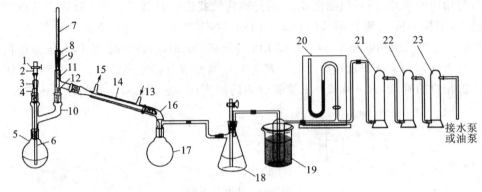

图 4-22　减压蒸馏装置

1—螺旋夹;2—乳胶管;3—单孔塞;4—套管;5—圆底烧瓶;6—毛细管;7—温度计;
8—单孔塞;9—套管;10—Y形管;11—蒸馏头;12—水银球;13—进水;
14—直形冷凝管;15—出水;16—真空尾接管;17—接收瓶;18—安全瓶;
19—冷阱;20—压力计;21—氯化钙塔;22—氢氧化钠塔;23—石蜡块塔

在 50 mL 圆底烧瓶中,加入 15 g 粗制的苯甲醇,加入几粒沸石,安装好常压蒸馏装置,进行常压蒸馏,收集低沸点物质,温度到 120 ℃为止,停止蒸馏。

换成减压蒸馏装置,用水泵再进行减压蒸馏,到 60 ℃以前无馏分蒸出为止。

再换成油泵真空系统,按要求进行减压蒸馏,收集前馏分和预期温度±2 ℃范围的馏分,即为纯的苯甲醇。称重,计算纯化过程的收率。

六、操作要点和说明

常用的减压蒸馏装置可分为蒸馏装置、抽气装置、保护与测压装置三部分。

1. 蒸馏装置

这一部分与普通蒸馏相似,也可分为三个组成部分。

(1) 减压蒸馏瓶(又称克氏蒸馏瓶,也可用圆底烧瓶和克氏蒸馏头代替)有两个颈,其目的是避免减压蒸馏时瓶内液体由于沸腾而冲入冷凝管中,瓶的一颈中插入温度计,另一颈中插入一根距瓶底 1~2 mm、末端拉成毛细管的玻璃管。毛细管的上端连有一段带螺旋夹的橡皮管,螺旋夹用以调节进入空气的量,使极少量的空气进入液体,呈微小气泡冒出,作为液体沸腾的汽化中心,使蒸馏平稳进行,又起搅拌作用。

(2) 冷凝管和普通蒸馏相同。

(3) 尾接管(接引管)和普通蒸馏不同的是,具有可供接抽气部分的小支管。蒸馏时,若要收集不同的馏分而又不中断蒸馏,则可用两尾或多尾尾接管。转动多尾尾接管,就可使不同的馏分进入指定的接收器中。

2. 抽气装置

实验室通常用水泵或油泵进行减压。

水泵(或水循环泵):所能达到的最低压力为当时室温下水蒸气的压力。若水温为 6～8 ℃,水蒸气压力为 0.93～1.07 kPa;若水温为 30 ℃,则水蒸气压力为 4.2 kPa。

油泵:油泵的效能取决于油泵的机械结构以及真空泵油的好坏。好的油泵能抽至真空度为 13.3 Pa。油泵结构较精密,工作条件要求较严。蒸馏时,如果有挥发性的有机溶剂、水或酸的蒸气,都会损坏油泵并降低其真空度。因此,使用时必须十分注意对油泵的保护。

3. 保护和测压装置

当用油泵进行减压蒸馏时,为了防止易挥发的有机溶剂、酸性物质和水蒸气进入油泵,必须在馏液接收器与油泵之间顺次安装缓冲瓶、冷阱、真空压力计和几个吸收塔。缓冲瓶的作用是缓冲和供系统连接大气,上面装有一个二通活塞。冷阱的作用是将蒸馏装置中冷凝管没有冷凝的低沸点物质捕集起来,防止其进入后面的干燥系统或油泵中。冷阱中冷却剂的选择随需要而定。例如可用冰-水、冰-盐、干冰、丙酮等冷冻剂。吸收塔通常设三个:第一个装无水 $CaCl_2$ 或硅胶,吸收水蒸气;第二个装粒状 NaOH,吸收酸性气体;第三个装切片石蜡,吸收烃类气体。

实验室通常利用水银压力计来测量减压系统的压力。水银压力计又分为开口式水银压力计、封闭式水银压力计。

4. 操作要点及注意事项

(1)被蒸馏液体中若含有低沸点物质,通常先进行普通蒸馏,再进行水泵减压蒸馏,而油泵减压蒸馏应在水泵减压蒸馏后进行。

(2)如图 4-22 安装好减压蒸馏装置后,在蒸馏瓶中,加入待蒸液体(不超过容量的 1/2),先旋紧橡皮管上的螺旋夹,打开安全瓶上的二通活塞,使体系与大气相通,启动油泵抽气,逐渐关闭二通活塞至完全关闭,注意观察瓶内的鼓泡情况(如发现鼓泡太剧烈,有冲料危险,立即将二通活塞旋开些),从压力计上观察体系内的真空度是否符合要求。如果是因为漏气(而不是油泵本身效率的限制)而不能达到所需的真空度,可检查各部分塞子、橡皮管和玻璃仪器接口处连接是否紧密,必要时可用熔融的石蜡密封。

如果超过所需的真空度,可小心地旋转二通活塞,使其慢慢地引进少量空气,同时注意观察压力计上的读数,调节体系真空度到所需值(根据沸点与压力关系)。

调节螺旋夹,使液体中有连续平衡的小气泡产生。如无气泡,可能是螺旋夹夹得太紧,应旋松点。但也可能是毛细管已经阻塞,此时应予更换。

(3)在调节好系统真空度后,开启冷凝水,选用适当的热浴(一般用油浴)加热蒸馏,蒸馏瓶圆球部至少应有 2/3 浸入油浴中,在油浴中放一支温度计,控制油浴温度比待蒸液体的沸点高 20～30 ℃,使每秒钟馏出 1～2 滴。在整个蒸馏过程中,都要密切注意温度计和压力计的读数,及时记录压力和相应的沸点值,根据要求,收集不同的馏分。通常起始馏出液比要收集的物质沸点低,这部分为前馏分,应另用接收器接收;在蒸至接近预期的温度时,只要旋转双尾尾接管,就可换个接收瓶接收需要的物质。

(4) 蒸馏完毕,移去热源,慢慢旋开螺旋夹(防止倒吸),再慢慢打开二通活塞,平衡内外压力,使压力计的水银柱慢慢地恢复原状(若打开得太快,水银柱很快上升,有冲破压力计的可能),然后关闭油泵和冷却水。

七、思考题

(1) 在怎样的情况下才用减压蒸馏?
(2) 使用油泵减压时,要有哪些吸收和保护装置? 其作用是什么?
(3) 在进行减压蒸馏时,为什么必须用热浴加热,而不能用火直接加热? 为什么进行减压蒸馏时须先抽气才能加热?
(4) 当减压蒸完所要的化合物后,应如何停止减压蒸馏? 为什么?

实验三十五 薄 层 层 析

一、目的要求

(1) 学习层析法的原理。
(2) 掌握薄层层析的操作技术。

二、实验原理

层析法的基本原理是利用混合物中各组分在某一物质中的吸附或溶解性能的不同,以及其他亲和作用性能的差异,使混合物的溶液流经该种物质,进行反复的吸附或分配等作用,从而将各组分分开。薄层层析是一种微量、快速和简便的层析方法。由于各种化合物的极性不同,吸附能力不相同,在展开剂上移动,进行不同程度的解吸,根据点样点至主斑点中心及展开剂前沿的距离,计算比移值(R_f):

$$R_f = \frac{\text{点样点到斑点中心的距离}}{\text{点样点到溶剂前沿的距离}}$$

化合物的吸附能力与它们的极性成正比,具有较强极性的化合物吸附能力较强,因此 R_f 较小。在给定的条件下(吸附剂、展开剂、板层厚度等),化合物移动的距离和展开剂移动的距离之比是一定的,即 R_f 是化合物的物理常数,其大小只与化合物本身的结构有关,因此可以根据 R_f 鉴别化合物。

薄层层析适用于小量样品(几到几十微克甚至 0.01 μg)的分离,也可用于多达 500 mg 样品的分离,是近代有机化学中用于定性、定量的一种重要手段,特别适用于那些挥发性小的化合物以及在高温下易发生化学变化而不能用气相色谱分析的物质。

三、仪器与试剂

(1) 仪器:展开槽、薄层板(干板)、毛细管、铅笔、直尺等。
(2) 试剂:实验试剂的物理常数及用量见表 4-11。

表 4-11　实验试剂的物理常数及用量

名　　称	相对分子质量	用量	状态
苏丹黄	249	点样	溶液
苏丹红	380	点样	溶液
偶氮苯	172	点样	溶液
Al_2O_3	102	3 g	固体

四、实验步骤

仪器装置见图 4-23。

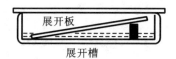

图 4-23　薄层层析装置

1. 铺板

薄层板制备得好不好,直接影响层析的结果,薄层应尽量均匀,厚度为 0.5～1 mm,否则在展开时溶剂前沿不整齐,色谱结果也不易重复。薄层板分为干板和湿板,本实验用干板(本实验用的 Al_2O_3 是层析用氧化铝,实验前由教师烘干)。

2. 点样

将样品溶于低沸点溶剂中,配制成溶液,用口径小于 1 mm、管口平整的毛细管点样,样点距薄层板底边 1 cm,样点直径不超过 2 mm,三个样点间距为 5～6 mm。如果样点太稀,一次点样往往不够,可以在上次点样溶剂挥发后重新点样。这样可以防止样点过大,造成拖尾、扩散等现象,影响 R_f 值。

3. 展开

薄层色谱的展开,需要在密闭容器中进行。本实验用长方形盒式展开槽。展开方式采用倾斜上行法,展开板倾斜 15°角。

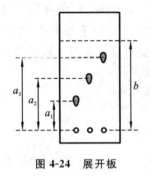

图 4-24　展开板

4. 计算 R_f

准确地找出点样点、溶剂前沿以及三个样品展开后斑点的中心(见图 4-24),分别测量溶剂前沿和样点在薄层板上移动的距离,求出其 R_f。

$$R_{f_1} = \frac{a_1}{b}$$

$$R_{f_2} = \frac{a_2}{b}$$

$$R_{f_3} = \frac{a_3}{b}$$

实验三十六　苯甲酸和苯甲醇的制备

一、目的要求

(1) 熟悉反应原理,掌握苯甲酸和苯甲醇的制备方法。
(2) 复习分液漏斗的使用及重结晶、抽滤等操作。

二、实验原理

主反应:

2 〔CHO〕 $+KOH\longrightarrow$ 〔CH$_2$OH〕 $+$ 〔COOK〕

$\downarrow$ H$^+$

〔COOH〕

副反应:

〔CHO〕 $+O_2\longrightarrow$ 〔COOH〕

三、仪器与试剂

(1) 仪器:锥形瓶(250 mL)、分液漏斗、刚果红试纸、抽滤装置、水浴锅等。
(2) 试剂:KOH、饱和 NaHSO$_3$ 溶液、10% Na$_2$CO$_3$ 溶液、无水 MgSO$_4$、无水

K_2CO_3、浓盐酸、苯甲醛、乙醚、冰块等。

四、实验步骤

在 250 mL 锥形瓶中将 18 g(0.32 mol)KOH 和 18 mL 水配成溶液,冷却至室温后,加入 21 g(20 mL,0.2 mol)新蒸过的苯甲醛。用橡皮塞塞紧瓶口,用力振摇,使反应物充分混合,最后成为白色糊状物,放置 24 h 以上。

向反应混合物中逐渐加入足够量的水(约 60 mL),不断振摇使其中的苯甲酸盐全部溶解。将溶液倒入分液漏斗,每次用 20 mL 乙醚萃取三次。(萃取出什么?)合并乙醚萃取液,依次用 5 mL 饱和 $NaHSO_3$ 溶液、10 mL 10%Na_2CO_3 溶液及 10 mL 水洗涤,最后用无水 $MgSO_4$ 或无水 K_2CO_3 干燥。

干燥后的乙醚萃取液,先蒸去乙醚,再蒸馏苯甲醇,收集 204~206 ℃ 的馏分,产量为 8~8.5 g(产率为 74%~79%)。

乙醚萃取过的水溶液,用浓盐酸酸化直至使刚果红试纸变蓝,用冰水冷却使苯甲酸完全析出,抽滤,用少量水洗涤,挤压除去水分。将制得的苯甲酸放在沸水浴上干燥。

若要得到纯产品,可用水重结晶提纯。

纯净的苯甲酸为无色针状晶体,熔点为 122.4 ℃。

纯净的苯甲醇的沸点为 205.4 ℃。

五、思考题

(1) 为什么要振摇? 白色糊状物是什么?

(2) 各步洗涤分别除去什么?

(3) 萃取后的水溶液,加酸至中性是否最合适? 为什么? 不用试纸,怎样知道加酸已恰当?

实验三十七　正丁醚的制备

一、目的要求

(1) 掌握醇分子间脱水制醚的反应原理和实验方法。

(2) 学习使用分水器的实验操作。

二、实验原理

主反应:

$$2C_4H_9OH \xrightarrow{H_2SO_4} C_4H_9-O-C_4H_9 + H_2O$$

副反应:

$$C_4H_9OH \xrightarrow{H_2SO_4} C_2H_5CH=CH_2 + H_2O$$

醇转变成醚如果是定量进行的话,那么反应中生成的水可以定量地算出,本实验就是根据理论计算出生成水的体积,然后由装满水的分水器中给予扣除,当反应生成的水正好充满分水器时,使冷凝后的醇正好溢流返回反应瓶中,从而达到自动分离、指示反应完全的目的。

制正丁醚时温度要严格控制在 135 ℃以下,否则易产生大量的副产物正丁烯。

三、仪器与试剂

(1) 仪器:三口烧瓶、球形冷凝管、分水器、温度计、分液漏斗、蒸馏瓶、沸石等。

(2) 试剂:正丁醇、浓硫酸、饱和 NaCl 溶液、5%NaOH 溶液、无水 CaCl$_2$ 等。

四、试剂及产物的物理常数

试剂及产物的物理常数见表 4-12。

表 4-12　试剂及产物的物理常数

名　　称	相对分子质量	性状	折光率	相对密度	熔点/℃	沸点/℃	溶解度/[g·(100 mL)$^{-1}$]		
							水	醇	醚
正丁醇	74.1	无色液体	1.399	0.89	−89.8	118	9^{15}	∞	∞
正丁醚	130.23	无色液体	1.3992	0.764	−98	142.4	<0.05	∞	∞
浓硫酸	98.08	无色液体		1.84	10.35	340	∞	∞	∞

五、实验步骤

实验装置如图 4-25 所示。

在装有 6.2 mL 正丁醇的三口烧瓶中,边摇边加入 0.9 mL 浓硫酸,加入几粒沸石后,按要求搭建好装置。在分水器中加入 0.6 mL 饱和 NaCl 溶液后,开始加热回流。当分水器已全部充满时,水层不再变化,瓶中反应温度达 150 ℃,表示反应已基本完成。将仪器改为蒸馏装置,再加入几粒沸石,进行蒸馏,至无馏出液为止。将馏出液进行分液后,上层的粗正丁醚在分液漏斗中依次经过水、5%NaOH 溶液、水、饱和 NaCl 溶液洗涤,然后用无水 CaCl$_2$ 干燥。干燥后的产物再次进行蒸馏,收集140~144 ℃的馏分,产量为 1.2~1.6 g。

六、注意事项

(1) 正确安装及使用分水器。

(2) 制备正丁醚的较适宜的温度是 130~140 ℃,但开始回流时,这个温度很

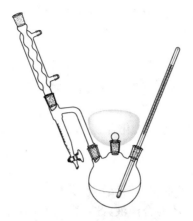

图 4-25　合成正丁醚的实验装置

难达到,因为正丁醚可与水形成共沸物(沸点为 94.1 ℃,含水 33.4%);另外,正丁醚与水及正丁醇形成三元共沸物(沸点为 90.6 ℃,含水 29.9%、正丁醇 34.6%),正丁醇也可与水形成共沸物(沸点为 93 ℃,含水 44.5%),故应在 100~115 ℃反应半小时之后才可达到 130 ℃以上。

（3）在碱洗过程中,不要太剧烈地摇动分液漏斗,否则生成乳浊液,分离困难。

（4）正丁醇在饱和 $CaCl_2$ 溶液中可溶,而正丁醚微溶。

七、思考题

（1）分水器分出的水为什么比理论计算量多?

（2）请设计另一种分离提纯的方法。

实验三十八　萃　　取

一、目的要求

（1）学习萃取的原理与方法。

（2）掌握分液漏斗的使用方法及影响萃取效率的因素。

二、实验原理

萃取是利用物质在两种互不相溶(或微溶)溶剂中溶解度或分配比的不同来达到分离、提取或纯化目的的一种操作。

分配定律:

$$K(分配系数) = \frac{溶质在溶剂\ A\ 中的浓度}{溶质在溶剂\ B\ 中的浓度}$$

若被萃取溶液的体积为 V,被萃取溶液中溶质的总质量为 m_0,每次萃取所用溶剂 B 的体积均为 S,经过 n 次萃取后溶质在溶剂 A 中的剩余量为 m_n,则

$$m_n = m_0 \left(\frac{KV}{KV+S} \right)^n$$

因为 $KV/(KV+S)$ 恒小于 1,所以 n 越大,m_n 越小。

一般 $n=3\sim5$,即萃取 $3\sim5$ 次。

萃取的目的是分离和提纯有机化合物,从液体中萃取常用分液漏斗。

三、仪器与试剂

(1) 仪器:分液漏斗、锥形瓶、蒸馏装置、分析天平、量筒(10 mL)等。

(2) 试剂:冰乙酸与水的混合溶液(冰乙酸与水的体积比为 1∶19)、乙醚、无水 $CaCl_2$ 等。

四、试剂的物理常数

试剂的物理常数见表 4-13。

表 4-13　试剂的物理常数

样　品	沸点/℃	相对分子质量	相对密度	熔点/℃	溶解度(水)
乙酸	117.9	60.05	1.049	16.6	∞
乙醚	34.5	74	0.7137	−116.62	微

五、实验步骤

(1) 取 3 mL 待萃取液,即冰乙酸与水的混合溶液(冰乙酸与水的体积比为 1∶19)。

(2) 每次萃取用乙醚 10 mL,进行多次萃取,乙醚用量共为 30 mL。

(3) 乙醚层用无水 $CaCl_2$ 干燥后,倒入圆底烧瓶中蒸馏(注意:不要把 $CaCl_2$ 倒入瓶中),蒸出乙醚,得纯品乙醚。称其质量,计算产率。

六、注意事项

(1) 使用分液漏斗前要检查顶塞和旋塞是否紧密,使用前要先打开顶塞再开启旋塞。

(2) 分液漏斗向上倾斜,朝无人处放气。

(3) 分液要彻底,上层物从上口放出,下层物从下口放出。

七、思考题

影响萃取效率的因素有哪些?

实验三十九　透明皂的制备

一、目的要求

(1) 了解透明皂的性能、特点和用途。

(2) 熟悉配方中各原料的作用。

(3) 掌握透明皂的配制操作技巧。

二、实验原理

透明皂以牛羊油、椰子油、麻油等含不饱和脂肪酸较多的油脂为原料。与NaOH 溶液发生皂化反应,反应式如下:

$$
\begin{array}{c}
CH_2OOCR_1 \\
CHOOCR_2 \\
CH_2OOCR_3
\end{array}
+3NaOH \longrightarrow
\begin{array}{c}
CH_2OH \\
CHOH \\
CH_2OH
\end{array}
+R_1COONa+R_2COONa+R_3COONa
$$

反应后不用盐析,将生成的甘油留在体系中增加透明度。然后加入乙醇、蔗糖作为透明剂促使肥皂透明,并加入结晶阻化剂,有效提高透明度,这样可制得透明、光滑的透明皂作为皮肤清洁用品。透明皂配方如表 4-14 所示。

表 4-14　透明皂配方

组　　　分	加入量	组　　　分	加入量
植物油	8 mL	30%NaOH 溶液	8 mL
蔗糖	10 mL	95%乙醇溶液	4 mL
蒸馏水	10 mL	甘油	3.5 g

三、仪器与试剂

(1) 仪器:台秤、烧杯(50 mL)等。

(2) 试剂:30% NaOH 溶液、95%乙醇溶液、植物油、甘油、蔗糖、蒸馏水等。

四、实验步骤

(1) 量取 30%NaOH 溶液 8 mL 与 95%乙醇溶液 4 mL、植物油 8 mL,置于 50 mL 烧杯中,混匀备用。

(2) 边加热边匀速搅拌,直至上层油脂消失(约 0.5 h),完成皂化反应(取少许样品溶解在蒸馏水中呈清晰状),停止加热。

(3) 同样,另取一只 50 mL 烧杯,加入甘油 3.5 g、蔗糖 10 g、蒸馏水 10 mL,搅拌均匀,预热至 80 ℃,呈透明状,备用。

(4) 将步骤(3)中物料加入反应完的步骤(2)烧杯,搅匀,降温至 60 ℃,加入香蕉香精,继续搅匀后,出料,倒入经冷水冷却的大烧杯中,迅速凝固,得透明、光滑的透明皂。

五、思考题

(1) 为什么制备透明皂不用盐析,反而加入甘油?

(2) 为什么蓖麻油不与其他油脂一起加入,而在加碱前才加入?

(3) 制备透明皂时若油脂不干净应怎样处理?

实验四十　重结晶提纯法

一、目的要求

(1) 学习用重结晶法提纯固体有机物的原理和方法。

(2) 掌握固体有机物的提纯方法。

(3) 掌握抽滤、热过滤操作和扇形滤纸的折叠方法。

二、实验原理

(1) 原理:利用混合物中各组分在某种溶剂中溶解度不同或在同一溶剂中不同温度时的溶解度不同而使它们相互分离。

(2) 意义:从有机合成反应分离出来的固体粗产物往往含有未反应的原料、副产物及杂质,必须加以分离纯化,重结晶是分离和提纯固体化合物的一种重要的、常用的分离方法。

(3) 适用范围:它适用于产品与杂质性质差别较大、产品中杂质含量小于 5% 的体系。

三、仪器与试剂

(1) 仪器:抽滤装置、滤纸、量筒、烧杯、酒精灯、表面皿、热水漏斗、熔点测定装置、台秤等。

(2) 试剂:乙酰苯胺、活性炭等。

四、实验步骤

将 2 g 粗制的乙酰苯胺及 40 mL 水加入 100 mL 烧杯中,加热至沸腾,直到乙酰苯胺溶解(若不溶解可添加少量热水,搅拌并加热至接近沸腾,使乙酰苯胺溶解)。取下烧杯,稍冷后再加入 2~3 g 活性炭于溶液中,煮沸 5~10 min。

趁热用热水漏斗和扇形滤纸进行过滤,用烧杯收集滤液。在过滤过程中,热水漏斗和溶液均应用小火加热保温以免冷却。

滤液放置彻底冷却,待晶体析出,抽滤出晶体,并用少量溶剂(水)洗涤晶体表面,抽干后,取出产品放在表面皿上晾干或烘干,测试熔点。

五、注意事项

(1) 用活性炭脱色时,不要把活性炭加入正在沸腾的溶液中。

(2) 滤纸不应大于布氏漏斗的底面。

(3) 停止抽滤时先将抽滤瓶与抽滤泵间连接的橡皮管拆开,或者将安全瓶上的活塞打开与大气相通,再关闭抽滤泵,防止水倒流入抽滤瓶内。

六、思考题

(1) 简述重结晶过程及各步骤的目的。

(2) 加活性炭脱色时应注意哪些问题?

(3) 如何选择重结晶溶剂?

(4) 母液浓缩后所得到的晶体为什么比第一次得到的晶体纯度要低?

(5) 使用有毒或易燃的溶剂进行重结晶时应注意哪些问题?

(6) 样品量分别在多少时用常量法或半微量法进行重结晶?

(7) 用水重结晶纯化乙酰苯胺时(常量法),在溶解过程中有无油珠状物出现?如有油珠出现应如何处理?

(8) 如何鉴定重结晶纯化后产物的纯度?

实验四十一　从槐花米中提取芦丁

一、目的要求

(1) 学习黄酮苷类化合物的提取方法。

(2) 掌握热过滤及重结晶等基本操作。

二、实验原理

芦丁又称芸香苷,有调节毛细血管壁的渗透性的作用,临床上用作毛细血管止血药,作为高血压症的辅助治疗药物。

芦丁存在于槐花米和荞麦叶中,槐花米是槐系豆科槐属植物的花蕾,含芦丁量高达 12%～16%,荞麦叶中含芦丁 8%。芦丁是一种黄酮类植物成分,黄酮类植物成分是存在于植物界并具有以下基本结构的一类化合物。就黄色色素而言,它们的分子中都有一个酮式羰基,又显黄色,所以称为黄酮。

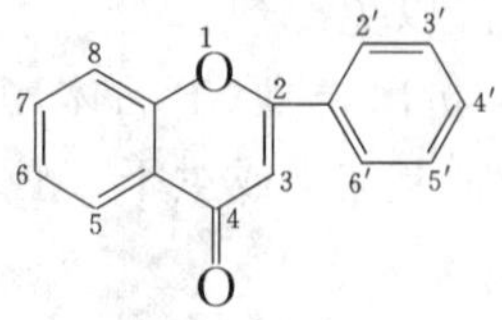

黄酮骨架

黄酮的中草药成分几乎都带有一个以上羟基,还可能有甲氧基、烃基、烃氧基等其他取代基,3、5、7、3′、4′这几个位置上有羟基或甲氧基的机会最多,6、8、1′、2′等位置上有取代基的成分比较少见。由于黄酮类化合物结构中的羟基较多,大多数情况下是一元苷,也有二元苷。芦丁是黄酮苷,其结构式如下:

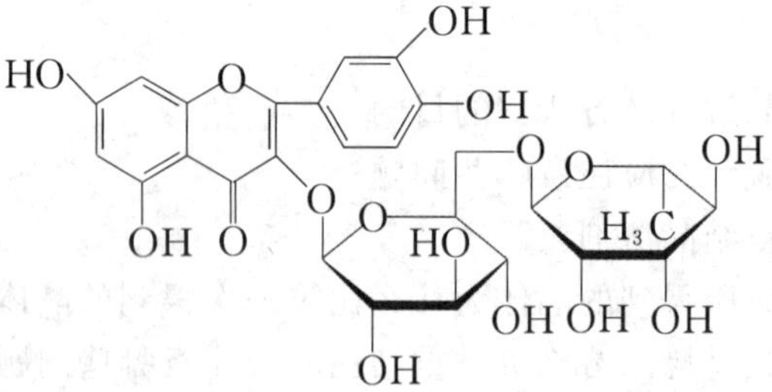

芦丁

三、仪器与试剂

(1) 仪器:烧杯(50 mL)、研钵、分析天平、玻璃棒、抽滤装置、酒精灯等。
(2) 试剂:槐花米、饱和 $Ca(OH)_2$ 溶液、15%HCl 溶液、pH 试纸等。

四、实验步骤

称取 3 g 槐花米,在研钵中研成粉状,置于 50 mL 烧杯中,加入 30 mL 饱和 $Ca(OH)_2$ 溶液,加热至沸,并不断搅拌,煮沸 15 min 后,抽滤,滤渣再用 20 mL 饱和 $Ca(OH)_2$ 溶液煮沸 10 min,合并滤液,用 15%HCl 溶液调节 pH 值为 3～4,放置1～2 h,使其沉淀,抽滤,水洗,得芦丁粗产物。

将制得的芦丁粗品置于 50 mL 烧杯中,加入 30 mL 水,加热至沸,并不断搅拌,并慢慢加入 10 mL 饱和 $Ca(OH)_2$ 溶液,调节 pH 值为 8～9,等沉淀溶解后,趁热过滤,滤液置于 50 mL 烧杯中,用 15%HCl 溶液调节 pH 值为 4～5,静置 30 min,芦丁以浅黄色结晶析出,抽滤,水洗,烘干得芦丁纯品。

实验流程如图 4-26 所示。

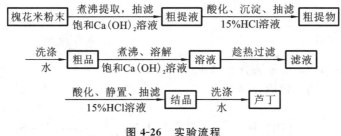

图 4-26　实验流程

五、注意事项

（1）加入饱和 $Ca(OH)_2$ 溶液既可以达到用碱溶解提取芦丁的目的，又可以除去槐花米中大量多糖黏液质。也可直接加入 150 mL 水和 1 g$Ca(OH)_2$ 粉末，而不必配成饱和溶液，第二次溶解时只需加 100 mL 水。

（2）pH 值过低会使芦丁形成锌盐而增加水溶性，降低收率。

实验四十二　酸碱滴定实验的综合应用
——食醋总酸度测定

一、目的要求

掌握用酸碱滴定法测定食醋总酸度。

二、实验原理

食醋的主要成分是乙酸，此外还含有少量的其他弱酸（如乳酸等），用 NaOH 标准溶液滴定，在化学计量点处呈弱碱性，选用酚酞作指示剂，测得的溶液酸度称为总酸度。

三、仪器与试剂

（1）仪器：滴定常用玻璃仪器。
（2）试剂：邻苯二甲酸氢钾（若 NaOH 标准溶液浓度已经标定，则不需要）、NaOH 标准溶液、酚酞指示剂。

四、实验步骤

自行设计实验方案，以表格的形式记录实验结果，并计算结果。
食醋中乙酸的浓度较大且颜色较深，故必须稀释后再进行滴定。

测定乙酸含量时,所用的蒸馏水不能含有 CO_2,否则会溶于水中生成碳酸,将同时被滴定,从而影响实验结果的准确度。

五、思考题

(1) 测定乙酸酸度时为什么要用酚酞作指示剂?
(2) 该方法的测定原理是什么?

实验四十三　醛酮性质的综合应用
——醛、酮的鉴别

一、目的要求

掌握醛、酮的各类鉴别方法。

二、实验原理

醛、酮都是含羰基的化合物,它们结构相似,性质上既有共同点,也有不同之处。试用所学的知识,选择合适的试剂和方法,将几种羰基化合物逐一鉴别出来。

三、仪器与试剂

(1) 仪器:试管架、试管、玻璃棒、酒精灯、水浴锅等。
(2) 试剂:实验室常见试剂,根据需要选用。

四、实验步骤

自行设计实验方案,选择仪器与试剂鉴别下列化合物:环己酮、苯甲酮、丙酮、2,4-戊二酮、3-戊酮、甲醛水溶液、苯甲醛。

五、注意事项

(1) 注意合理选择试剂,避免危险的鉴别方法。
(2) 详细写出鉴别路线和操作步骤。

附　　录

附录 A　常见元素的相对原子质量

表 A-1　常见元素的相对原子质量

元 素 名 称	相对原子质量	元 素 名 称	相对原子质量
银	107.8682	镁	24.3050
铝	26.981538	锰	54.938049
溴	79.904	氮	14.0067
碳	12.0107	钠	22.989770
钙	40.078	镍	58.6934
氯	35.4527	氧	15.9994
铬	51.9961	磷	30.973761
铜	63.546	铅	207.2
氟	18.9984	钯	106.42
铁	55.845	铂	195.078
氢	1.00794	硫	32.066
汞	200.59	硅	28.0855
碘	126.90447	硒	78.96
钾	39.0983	锌	65.409

附录 B　常用化学试剂的配制方法

一、常用酸溶液

表 B-1　常用酸溶液的配制方法

名称	化学式	浓度	配制方法
盐酸	HCl	$12 \text{ mol} \cdot \text{L}^{-1}$	相对密度为 1.19 的浓盐酸
		$8 \text{ mol} \cdot \text{L}^{-1}$	666.7 mL $12 \text{ mol} \cdot \text{L}^{-1}$ 的浓盐酸,加水稀释至 1 L
		$6 \text{ mol} \cdot \text{L}^{-1}$	$12 \text{ mol} \cdot \text{L}^{-1}$ 的浓盐酸,加等体积水稀释
		$2 \text{ mol} \cdot \text{L}^{-1}$	167 mL $12 \text{ mol} \cdot \text{L}^{-1}$ 的浓盐酸,加水稀释至 1 L
		$1 \text{ mol} \cdot \text{L}^{-1}$	84 mL $12 \text{ mol} \cdot \text{L}^{-1}$ 的浓盐酸,加水稀释至 1 L
硝酸	HNO$_3$	$16 \text{ mol} \cdot \text{L}^{-1}$	相对密度为 1.42 的浓硝酸
		$6 \text{ mol} \cdot \text{L}^{-1}$	380 mL $16 \text{ mol} \cdot \text{L}^{-1}$ 的浓硝酸,加水稀释至 1 L
		$3 \text{ mol} \cdot \text{L}^{-1}$	190 mL $16 \text{ mol} \cdot \text{L}^{-1}$ 的浓硝酸,加水稀释至 1 L
		$2 \text{ mol} \cdot \text{L}^{-1}$	127 mL $16 \text{ mol} \cdot \text{L}^{-1}$ 的浓硝酸,加水稀释至 1 L
硫酸	H$_2$SO$_4$	$18 \text{ mol} \cdot \text{L}^{-1}$	相对密度为 1.84 的浓硫酸
		$6 \text{ mol} \cdot \text{L}^{-1}$	332 mL $18 \text{ mol} \cdot \text{L}^{-1}$ 的浓硫酸,加水稀释至 1 L
		$3 \text{ mol} \cdot \text{L}^{-1}$	166 mL $18 \text{ mol} \cdot \text{L}^{-1}$ 的浓硫酸,加水稀释至 1 L
		$1 \text{ mol} \cdot \text{L}^{-1}$	56 mL $18 \text{ mol} \cdot \text{L}^{-1}$ 的浓硫酸,加水稀释至 1 L
乙酸	CH$_3$COOH	$17 \text{ mol} \cdot \text{L}^{-1}$	相对密度为 1.05 的乙酸
		$6 \text{ mol} \cdot \text{L}^{-1}$	353 mL $17 \text{ mol} \cdot \text{L}^{-1}$ 的乙酸,加水稀释至 1 L
		$2 \text{ mol} \cdot \text{L}^{-1}$	118 mL $17 \text{ mol} \cdot \text{L}^{-1}$ 的乙酸,加水稀释至 1 L
		$1 \text{ mol} \cdot \text{L}^{-1}$	57 mL $17 \text{ mol} \cdot \text{L}^{-1}$ 的乙酸,加水稀释至 1 L
酒石酸	H$_2$C$_4$H$_4$O$_6$	饱和	将酒石酸溶于水中,使其饱和

二、常用碱溶液

表 B-2　常用碱溶液的配制方法

名　称	化 学 式	浓度	配制方法
氢氧化钠	NaOH	$6 \text{ mol} \cdot \text{L}^{-1}$	240 g NaOH 溶于水中,冷却后稀释至 1 L
		$2 \text{ mol} \cdot \text{L}^{-1}$	80 g NaOH 溶于水中,冷却后稀释至 1 L
氢氧化钾	KOH	$1 \text{ mol} \cdot \text{L}^{-1}$	56 g KOH 溶于水中,冷却后稀释至 1 L

名　　称	化 学 式	浓　　度	配 制 方 法
氨水	$NH_3 \cdot H_2O$	15 mol · L^{-1}	相对密度为 0.9 的 $NH_3 \cdot H_2O$
		6 mol · L^{-1}	400 mL15 mol · L^{-1} 的 $NH_3 \cdot H_2O$,加水稀释至 1 L
		3 mol · L^{-1}	200 mL15 mol · L^{-1} 的 $NH_3 \cdot H_2O$,加水稀释至 1 L
		1 mol · L^{-1}	67 mL15 mol · L^{-1} 的 $NH_3 \cdot H_2O$,加水稀释至 1 L

三、常用铵盐溶液

表 B-3　常用铵盐溶液的配制方法

名　　称	化 学 式	浓　　度	配 制 方 法
氯化铵	NH_4Cl	3 mol · L^{-1}	160 g NH_4Cl 溶于适量水中,加水稀释至 1 L
硫化铵	$(NH_4)_2S$	3 mol · L^{-1}	通 H_2S 于 200 mL15 mol · L^{-1} 的 $NH_3 \cdot H_2O$ 中达到饱和,再加 200 mL15 mol · L^{-1} 的 $NH_3 \cdot H_2O$,加水稀释至 1 L
碳酸铵	$(NH_4)_2CO_3$	2 mol · L^{-1}	192 g $(NH_4)_2CO_3$ 溶于 500 mL3 mol · L^{-1} 的 $NH_3 \cdot H_2O$ 中,加水稀释至 1 L
		120 g · L^{-1}	120 g $(NH_4)_2CO_3$ 溶于适量水中,加水稀释至 1 L
乙酸铵	NH_4Ac	3 mol · L^{-1}	231 g NH_4Ac 溶于适量水中,加水稀释至 1 L
硫氰酸铵	NH_4SCN	饱和	将 NH_4SCN 溶于水中,使其饱和
		0.5 mol · L^{-1}	38 g NH_4SCN 溶于适量水中,加水稀释至 1 L
磷酸氢二铵	$(NH_4)_2HPO_4$	4 mol · L^{-1}	528 g $(NH_4)_2HPO_4$ 溶于 1 L 水中
硫酸铵	$(NH_4)_2SO_4$	饱和	将 $(NH_4)_2SO_4$ 溶于水中,使其饱和
碘化铵	NH_4I	0.5 mol · L^{-1}	73 g NH_4I 溶于适量水中,加水稀释至 1 L
钼酸铵	$(NH_4)_2MoO_4$	0.025 mol · L^{-1}	100 g $(NH_4)_2MoO_4$ 溶于 1 L 水,将所得溶液倒入 1 L 6 mol · L^{-1} HNO_3 溶液中(切不可将硝酸倒入溶液中)。溶液放置 48 h,倾出清液使用

四、常用盐溶液及一些特殊试剂

表 B-4　常用盐溶液及一些特殊试剂的配制方法

名　称	化　学　式	浓　度	配　制　方　法
硝酸银	$AgNO_3$	$0.5\ mol \cdot L^{-1}$	85 g $AgNO_3$ 溶于 1 L 水中
氯化钡	$BaCl_2$	$0.25\ mol \cdot L^{-1}$	61 g $BaCl_2 \cdot 2H_2O$ 溶于 1 L 水中
氯化钙	$CaCl_2$	$0.5\ mol \cdot L^{-1}$	109.5 g $CaCl_2 \cdot 6H_2O$ 溶于 1 L 水中
硫酸钙	$CaSO_4$	饱和	约 2.2 g $CaSO_4 \cdot 2H_2O$ 置于 1 L 水中,搅拌至饱和
氯化钴	$CoCl_2$	$0.2\ g \cdot L^{-1}$	0.2 g $CoCl_2$ 溶于 1 L 0.5 mol · L^{-1} HCl 溶液中
硫酸铜	$CuSO_4$	$20\ g \cdot L^{-1}$	31 g $CuSO_4 \cdot 5H_2O$ 溶于 1 L 水中
氯化铁	$FeCl_3$	$0.5\ mol \cdot L^{-1}$	135 g $FeCl_3 \cdot 6H_2O$ 溶于 1 L 水中
		$0.1\ mol \cdot L^{-1}$	27 g $FeCl_3 \cdot 6H_2O$ 溶于 1 L 水中
氯化汞	$HgCl_2$	$0.2\ mol \cdot L^{-1}$	54 g $HgCl_2$ 溶于 1 L 水中
铬酸钾	K_2CrO_4	$0.25\ mol \cdot L^{-1}$	48.5 g K_2CrO_4 溶于适量水中,加水稀释至 1 L
亚铁氰化钾	$K_4[Fe(CN)_6]$	$0.25\ mol \cdot L^{-1}$	106 g $K_4[Fe(CN)_6] \cdot 3H_2O$ 溶于 1 L 水中
铁氰化钾	$K_3[Fe(CN)_6]$	$0.25\ mol \cdot L^{-1}$	82.3 g $K_3[Fe(CN)_6]$ 溶于 1 L 水中
		$2\ g \cdot L^{-1}$	2 g $K_3[Fe(CN)_6]$ 溶于 1 L 水中
碘化钾	KI	$1\ mol \cdot L^{-1}$	166 g KI 溶于 1 L 水中
		$40\ g \cdot L^{-1}$	40 g KI 溶于 1 L 水中
高锰酸钾	$KMnO_4$	$0.01\ mol \cdot L^{-1}$	1.6 g $KMnO_4$ 溶于 1 L 水中
乙酸钠	NaAc	$3\ mol \cdot L^{-1}$	408 g NaAc · $3H_2O$ 溶于 1 L 水中
		$0.5\ mol \cdot L^{-1}$	68 g NaAc · $3H_2O$ 溶于 1 L 水中
碳酸钠	Na_2CO_3	$2\ mol \cdot L^{-1}$	212 g Na_2CO_3 溶于 1 L 水中
硫化钠	Na_2S	$2\ mol \cdot L^{-1}$	480 g $Na_2S \cdot 9H_2O$ 及 40 g NaOH 溶于适量水中,稀释至 1 L(临用前配制)
亚硫酸钠	Na_2SO_3	饱和	将 Na_2SO_3 溶于水中,使其饱和

名　　称	化学式	浓　　度	配　制　方　法
氯化亚锡	$SnCl_2$	$0.25\ mol \cdot L^{-1}$	$56.5\ g\ SnCl_2 \cdot 2H_2O$ 溶于 $230\ mL\ 12\ mol \cdot L^{-1}\ HCl$ 溶液中,用水稀释至 $1\ L$ 并加入几粒锡
乙酸铅	$Pb(Ac)_2$	$0.25\ mol \cdot L^{-1}$	$95\ g\ Pb(Ac)_2 \cdot 2H_2O$ 溶于 $500\ mL$ 水及 $10\ mL\ 17\ mol \cdot L^{-1}\ HAc$ 中,加水稀释至 $1\ L$
过氧化氢	H_2O_2	3%	$100\ mL\ 30\%\ H_2O_2$ 加水稀释至 $1\ L$
		6%	$200\ mL\ 30\%\ H_2O_2$ 加水稀释至 $1\ L$
溴水	$Br_2(H_2O)$	饱和	$3.2\ mL$ 溴注入盛有 $1\ L$ 水的具塞磨口瓶中,振荡至饱和(临用前配制)
碘水	$I_2(H_2O)$	$0.5\ mol \cdot L^{-1}$	$127\ g\ I_2$ 及 $200\ g\ KI$ 溶于尽可能少的水中,稀释至 $1\ L$
硫代乙酰胺	TAA	$5\ g \cdot L^{-1}$	$5\ g$ 硫代乙酰胺溶于 $1\ L$ 水中
甲基紫	MV	$1\ g \cdot L^{-1}$	$1\ g$ 甲基紫溶于 $1\ L$ 水中(临用前配制)
硫脲	$(H_4N_2)S$	$25\ g \cdot L^{-1}$	$25\ g$ 硫脲溶于 $1\ L$ 水中
邻二氮菲		$5\ g \cdot L^{-1}$	$5\ g$ 邻二氮菲溶于少量乙醇中,加水稀释至 $1\ L$
铝试剂		$1\ g \cdot L^{-1}$	$1\ g$ 铝试剂溶于 $1\ L$ 水中
镁试剂Ⅰ		$0.1\ g \cdot L^{-1}$	$0.1\ g$ 镁试剂Ⅰ溶于 $1\ L\ 2\ mol \cdot L^{-1}$ NaOH 溶液中
EDTA		$0.1\ mol \cdot L^{-1}$	$37.2\ g$ EDTA 溶于水中,稀释至 $1\ L$
丁二酮肟		$10\ g \cdot L^{-1}$	$10\ g$ 丁二酮肟溶于 $1\ L$ 乙醇中
奈氏试剂	$K_2[HgI_4]$	$0.1\ mol \cdot L^{-1}$	$115\ g\ HgI_2$ 及 $80\ g\ KI$ 溶于适量水中,稀释至 $500\ mL$,再加入 $500\ mL\ 6\ mol \cdot L^{-1}$ NaOH 溶液,搅拌后静置,取其清液使用
品红		$1\ g \cdot L^{-1}$	$1\ g$ 品红溶于 $1\ L$ 水中
无色品红		$1\ g \cdot L^{-1}$	于 $1\ g \cdot L^{-1}$ 品红溶液中,滴加 $NaHSO_3$ 溶液至红色褪去
淀粉		$10\ g \cdot L^{-1}$	$10\ g$ 淀粉用水调成糊状,倾入 $1\ L$ 沸水中,再煮沸几分钟。冷却后使用(临用时配制)
对氨基苯磺酸	$C_6H_7NO_3S$	$4\ g \cdot L^{-1}$	$4\ g$ 对氨基苯磺酸溶于 $100\ mL\ 17\ mol \cdot L^{-1}$ HAc 溶液及 $900\ mL$ 水中

五、常用指示剂

1. 酸碱指示剂

表 B-5　酸碱指示剂

指示剂名称	变色范围 (pH 值)	颜色变化	配 制 方 法
甲酚红 (第一变色范围)	0.2～1.8	红色～黄色	0.04 g 指示剂溶于 100 mL50％乙醇溶液中
百里酚蓝 (第一变色范围)	1.2～2.8	红色～黄色	0.1 g 指示剂溶于 100 mL20％乙醇溶液中
二甲基黄	2.9～4.0	红色～黄色	0.1 g 或 0.01 g 指示剂溶于 100 mL90％乙醇溶液中
甲基橙	3.1～4.4	红色～橙黄色	0.1 g 指示剂溶于 100 mL 水中
溴酚蓝	3.0～4.6	黄色～蓝色	0.1 g 指示剂溶于 100 mL20％乙醇溶液中
刚果红	3.0～5.2	蓝紫色～红色	0.1 g 指示剂溶于 100 mL 水中
溴甲酚绿	3.8～5.4	黄色～蓝色	0.1 g 指示剂溶于 100 mL20％乙醇溶液中
甲基红	4.4～6.2	红色～黄色	0.1 g 或 0.2 g 指示剂溶于 100 mL20％乙醇溶液中
溴酚红	5.0～6.8	黄色～红色	0.1 g 或 0.04 g 指示剂溶于 100 mL20％乙醇溶液中
溴甲酚紫	5.2～6.8	黄色～紫红色	0.1 g 指示剂溶于 100 mL20％乙醇溶液中
溴百里酚蓝	6.0～7.6	黄色～蓝色	0.05 g 指示剂溶于 100 mL20％乙醇溶液中
中性红	6.8～8.0	红色～亮黄色	0.1 g 指示剂溶于 100 mL20％乙醇溶液中
酚红	6.8～8.0	黄色～红色	0.1 g 指示剂溶于 100 mL20％乙醇溶液中
甲酚红	4.4～6.2	亮黄色～紫红色	0.1 g 指示剂溶于 100 mL50％乙醇溶液中
百里酚蓝 (第二变色范围)	8.0～9.0	黄色～蓝色	0.1 g 指示剂溶于 100 mL20％乙醇溶液中
酚酞	8.2～10.0	无色～淡粉色	0.1 g 或 1 g 指示剂溶于 90 mL 乙醇,加水至 100 mL
百里酚酞	9.4～10.6	无色～蓝色	0.1 g 指示剂溶于 90 mL 乙醇,加水至 100 mL

2. 混合酸碱指示剂

表 B-6　混合酸碱指示剂

指示剂名称	变色pH 值	颜色		配 制 方 法
		酸	碱	
甲基橙-靛蓝(二磺酸)	4.1	紫色	黄绿色	一份 $1\ g \cdot L^{-1}$ 甲基橙溶液； 一份 $2.5\ g \cdot L^{-1}$ 靛蓝(二磺酸)水溶液
溴百里酚绿-甲基橙	4.3	黄色	蓝绿色	一份 $1\ g \cdot L^{-1}$ 溴百里酚绿钠盐水溶液； 一份 $2\ g \cdot L^{-1}$ 甲基橙水溶液
溴甲酚绿-甲基红	5.1	酒红色	绿色	三份 $1\ g \cdot L^{-1}$ 溴甲酚绿乙醇溶液； 两份 $2\ g \cdot L^{-1}$ 甲基红乙醇溶液
甲基红-亚甲基蓝	5.4	红紫色	绿色	一份 $2\ g \cdot L^{-1}$ 甲基红乙醇溶液； 一份 $1\ g \cdot L^{-1}$ 亚甲基蓝乙醇溶液
溴甲酚紫-溴百里酚蓝	6.7	黄色	蓝紫色	一份 $1\ g \cdot L^{-1}$ 溴甲酚紫钠盐水溶液； 一份 $1\ g \cdot L^{-1}$ 溴百里酚蓝钠盐水溶液
中性红-亚甲基蓝	7.0	紫蓝色	绿色	一份 $1\ g \cdot L^{-1}$ 中性红乙醇溶液； 一份 $1\ g \cdot L^{-1}$ 亚甲基蓝乙醇溶液
溴百里酚蓝-酚红	7.5	黄色	绿色	一份 $1\ g \cdot L^{-1}$ 溴百里酚蓝钠盐水溶液； 一份 $1\ g \cdot L^{-1}$ 酚红钠盐水溶液
甲酚红-百里酚蓝	8.3	黄色	紫色	一份 $1\ g \cdot L^{-1}$ 甲酚红钠盐水溶液； 三份 $1\ g \cdot L^{-1}$ 百里酚蓝钠盐水溶液

3. 金属离子指示剂

表 B-7　金属离子指示剂

指示剂名称	颜色		配 制 方 法
	游离态	化合态	
铬黑 T(EBT)	蓝色	红色	① 将 0.2 g 铬黑 T 溶于 15 mL 三乙醇胺及 5 mL 乙醇中； ② 将 1 g 铬黑 T 与 100 g NaCl 研细混匀
钙指示剂(N.N)	蓝色	酒红色	0.5 g 钙指示剂与 100 g NaCl 研细混匀
二甲酚橙(XO)	黄色	红色	0.2 g 二甲酚橙溶于 100 mL 去离子水中
K-B 指示剂	蓝色	红色	0.5 g 酸性铬蓝 K 加 1.25 g 萘酚绿 B 及 25 g 硫酸钾研细混匀

续表

指示剂名称	颜　色		配 制 方 法
	游离态	化合态	
磺酸水杨酸	无色	红色	10 g 磺酸水杨酸溶于 100 mL 水中
PAN 指示剂	黄色	红色	0.1 g 或 0.2 g PAN 溶于 100 mL 乙醇中

4. 氧化还原指示剂

表 B-8　氧化还原指示剂

指示剂名称	变色电位 $E^{\ominus}/V$	颜　色		配 制 方 法
		氧化态	还原态	
二苯胺	0.76	紫色	无色	将 1 g 二苯胺在搅拌下溶于 100 mL 浓硫酸和 100 mL 浓磷酸,储存于棕色瓶中
二苯胺磺酸钠	0.85	紫色	无色	将 0.5 g 二苯胺磺酸钠溶于 100 mL 水中,必要时过滤
邻菲罗啉-Fe(Ⅱ)	1.06	淡蓝色	红色	将 0.5 g $FeSO_4 \cdot 7H_2O$ 溶于 100 mL 水中,加 2 滴硫酸,加 0.5 g 邻菲罗啉
邻苯氨基苯甲酸	1.08	紫红色	无色	将 0.2 g 邻苯氨基苯甲酸加热溶解于 100 mL 0.2% Na_2CO_3 溶液中,必要时过滤

5. 沉淀及吸附指示剂

表 B-9　沉淀及吸附指示剂

指示剂名称	颜色变化		配 制 方 法
铬酸钾	黄色	砖红色	5 g 铬酸钾溶于 100 mL 水中
硫酸铁铵 (40%饱和溶液)	无色	血红色	40 g $NH_4Fe(SO_4)_2 \cdot 12H_2O$ 溶于 100 mL 水中,加数滴浓硝酸
荧光黄	绿色荧光色	玫瑰红色	0.5 g 荧光黄溶于乙醇,并用乙醇稀释至 100 mL
二氯荧光黄	绿色荧光色	玫瑰红色	0.1 g 二氯荧光黄溶于 100 mL 水中
曙红	橙色	深红色	0.5 g 曙红溶于 100 mL 水中

六、常用缓冲溶液

表 B-10　常用缓冲溶液

pH 值	配 制 方 法
0	1 mol·L^{-1} HCl 溶液(当不允许有 Cl$^-$ 时,用硝酸)
1	0.1 mol·L^{-1} HCl 溶液(当不允许有 Cl$^-$ 时,用硝酸)
2	0.01 mol·L^{-1} HCl 溶液(当不允许有 Cl$^-$ 时,用硝酸)
3.6	8 g NaAc·3H$_2$O 溶于适量水中,加 6 mol·L^{-1} HAc 溶液 134 mL,用水稀释至 500 mL
4.0	将 60 mL 冰乙酸和 16 g 无水乙酸钠溶于 100 mL 水中,用水稀释至 500 mL
4.5	将 30 mL 冰乙酸和 30 g 无水乙酸钠溶于 100 mL 水中,用水稀释至 500 mL
5.0	将 30 mL 冰乙酸和 60 g 无水乙酸钠溶于 100 mL 水中,用水稀释至 500 mL
5.4	将 40 g 六亚甲基四胺溶于 90 mL 水中,加 6 mol·L^{-1} HCl 溶液 20 mL
5.7	100 g NaAc·3H$_2$O 溶于适量水中,加 6 mol·L^{-1} HAc 溶液 13 mL,用水稀释至 500 mL
7	77 g NH$_4$Ac 溶于适量水中,用水稀释至 500 mL
7.5	66 g NH$_4$Cl 溶于适量水中,加浓氨水 1.4 mL,用水稀释至 500 mL
8.0	50 g NH$_4$Cl 溶于适量水中,加浓氨水 3.5 mL,用水稀释至 500 mL
8.5	40 g NH$_4$Cl 溶于适量水中,加浓氨水 8.8 mL,用水稀释至 500 mL
9.0	35 g NH$_4$Cl 溶于适量水中,加浓氨水 24 mL,用水稀释至 500 mL
9.5	30 g NH$_4$Cl 溶于适量水中,加浓氨水 65 mL,用水稀释至 500 mL
10	27 g NH$_4$Cl 溶于适量水中,加浓氨水 175 mL,用水稀释至 500 mL
11	3 g NH$_4$Cl 溶于适量水中,加浓氨水 207 mL,用水稀释至 500 mL
12	0.01 mol·L^{-1} NaOH 溶液(当不允许有 Na$^+$ 时,用 KOH)
13	0.1 mol·L^{-1} NaOH 溶液(当不允许有 Na$^+$ 时,用 KOH)

附录 C　常用酸碱的密度和浓度

表 C-1　常用酸碱的密度和浓度

试剂名称	相对密度	质量分数/(%)	物质的量浓度/(mol·L⁻¹)
盐酸	1.18~1.19	36~38	11.6~12.4
硝酸	1.39~1.40	65.4~68.0	14.4~15.2
硫酸	1.83~1.84	95~98	17.8~18.4
磷酸	1.69	85	14.6
高氯酸	1.68	70.0~72.0	11.7~12.0
冰乙酸	1.05	99.8(优级纯);99.0(分析纯、化学纯)	17.4
氢氟酸	1.13	40	22.5
氢溴酸	1.49	47.0	8.6
氨水	0.88~0.90	25.0~28.0	13.3~14.8

主要参考文献

[1] 兰州大学. 有机化学实验[M]. 3 版. 北京:高等教育出版社,2010.

[2] 曾昭琼. 有机化学实验[M]. 3 版. 北京:高等教育出版社,2000.

[3] 孟长功,辛剑. 基础化学实验[M]. 2 版. 北京:高等教育出版社,2009.

[4] 祁嘉义. 基础化学实验[M]. 北京:高等教育出版社,2008.